U0251449

汉竹编著·健康爱家系列

中医脉诊快速记忆

武建设 主编

江苏凤凰科学技术出版社

全国百佳图书出版单位

·南京·

图书在版编目（CIP）数据

中医脉诊快速记忆 / 武建设主编 . — 南京：江苏凤凰
科学技术出版社，2021.8
（汉竹·健康爱家系列）
ISBN 978-7-5713-1032-5

Ⅰ . ①中… Ⅱ . ①武… Ⅲ . ①脉诊 Ⅳ . ① R241.2

中国版本图书馆 CIP 数据核字 (2021) 第 033616 号

凤凰汉竹

中国健康生活图书实力品牌

中医脉诊快速记忆

主　　　编	武建设	
编　　　著	汉　竹	
责 任 编 辑	刘玉锋　黄翠香	
特 邀 编 辑	张　瑜　蒋静丽　张　冉	
责 任 校 对	仲　敏	
责 任 监 制	刘文洋	

出 版 发 行	江苏凤凰科学技术出版社
出版社地址	南京市湖南路 1 号 A 楼，邮编：210009
出版社网址	http://www.pspress.cn
印　　　刷	北京瑞禾彩色印刷有限公司

开　　　本	889 mm × 1 194 mm　1/48
印　　　张	3.5
插　　　页	4
字　　　数	100 000
版　　　次	2021 年 8 月第 1 版
印　　　次	2021 年 8 月第 1 次印刷

标 准 书 号	ISBN 978-7-5713-1032-5
定　　　价	29.80 元

图书如有印装质量问题，可向我社印务部调换。

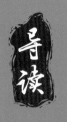

导读

脉诊是在腕部什么位置？

指下脉象都有哪些不同？

不同的脉象分别代表什么病？

……

脉象自古以来就给人以神秘、复杂的感觉，指下感觉又因人而异，所以常常给学习的人一种"心中易了，指下难明""脉理精微，具体难辨"的深奥感。但是"脉为医门之先"，不懂脉学知识，就无法结合望、闻、问准确辨清病症，所以学中医不能忽视脉诊这一门。

脉诊流传至今，经过各位医家的总结和流传，已经形成了一套被大多数医学工作者认可的基础知识理论体系，方便初学者能快速入门，然后结合实践运用到工作中。

本书根据古往今来的一些脉诊资料，结合编者自己多年的临床经验，从脉诊的脉象基础知识、诊脉技巧和方法、29种常见脉象、相似脉象的区分、特殊脉象的解析等方面进行阐述。重点介绍了28种病脉的特征、形成原因、主症和常见病调理，配以简明的图示，语言简洁、内容易懂，方便读者快速理解和记忆，希望可以为对脉诊感兴趣的广大初学者提供一定的帮助。

目录

第三章

29 种脉象快速记忆，轻松学脉诊·············23

第四章

掌握这些，教你快速区分相似脉 ⋯⋯⋯⋯⋯⋯139

第五章

特殊脉象如何诊，一学就会 ·················155

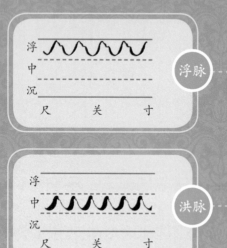

浮脉

洪脉

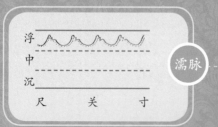

濡脉

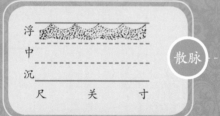

散脉

第一章

脉诊基础快速入门

诊断是治病的前提，没有正确的诊断，就无法对所患疾病进行针对性的治疗。中医看病的诊断方法有望、闻、问、切四种，其中与患者零距离接触的就是切脉，想要通过切脉了解患者的内脏变化，就必须先了解「脉」，了解什么是脉象、脉象的形成原理，以及如何体察脉象。只有掌握了这些，才能进行下一步各种脉象的学习。本章主要讲述的就是关于脉象的基础知识，条理清晰，通俗易懂，有助于读者对脉诊有个初步的认知。

中医离不开切脉

中医诊察收集病情资料的基本方法主要包括"望、闻、问、切"四诊。"切诊"又称脉诊、切脉、诊脉、按脉、持脉，是医者用手触按患者的动脉脉搏或触按患者的肌肤、手足、胸腹、腧穴等部位，测知脉象变化及有关异常征象，从而了解病变情况的诊察方法。

中医诊断讲究四诊综合应用，脉诊是其中必不可少的一项，而且脉诊对疾病的辨证分型非常重要。其意义在于，以常人的平脉来分析患者的病脉，根据病脉来推断和探讨疾病在何经何脏、属寒属热、在表在里、为虚为实以及疾病的进退和预后等。

传统脉诊是依靠医者手指的灵敏触觉加以体验辨别的。因此，学习脉诊既要熟悉脉学的基本知识，又要掌握切脉的基本技能，反复训练，仔细体会，才能逐步识别各种脉象，并有效地运用于临床。

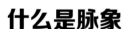

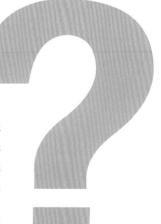

什么是脉象

脉象是手指感觉脉搏跳动的形象，或称为脉动应指的形象。人体的血脉贯通全身，内连脏腑，外达肌表，运行气血，周流不休，所以脉象能够反映全身脏腑功能、气血、阴阳的综合信息。脉象的产生，与心脏的搏动、心气的盛衰、脉管的通利、气血的盈亏及各脏腑的协调作用直接有关。

心、脉是形成脉象的主要器官

▶ 心脏的搏动

在宗气和心气的作用下，心脏一缩一张的搏动，把血液排入脉管而形成脉搏。《黄帝内经·素问·五脏生成篇》中说："诸血者皆属于心"，《黄帝内经·素问·六节脏象论篇》中说："心者……其充在血脉"。这些论述说明，脉动源出于心，脉搏的跳动可以反映心脏的健康状况。因此，脉搏的跳动与心脏搏动的频率、节律基本一致。

▶ 脉管的舒缩

《黄帝内经·素问·脉要精微论》中说："夫脉者，血之府也。"脉是气血运行的通道。《黄帝内经·灵枢·决气》中说："壅遏营气，令无所避，是谓脉。"说明脉管有约束、控制和推进血液沿着脉管运行的作用。当血液由心脏排入脉管，则脉管扩张，然后脉管依靠自身的收缩，压迫血液向前运行，脉管的这种一舒一缩功能，既是血液周流、循行不息的重要条件，也是产生脉搏的重要因素。所以脉管的舒缩功能正常与否，能直接引起脉搏产生相应的变化。

▶ 心阴与心阳的协调

心脏的搏动，依靠的是心气的推动。而心气中，又包含着心阴和心阳。心阴是心气中具有凉润、宁静、抑制作用的部分；心阳是心气中具有温煦、推动、兴奋作用的部分。心阳能激发心脏的搏动，而心阴又可以抑制这种搏动不要过快。心阴心阳的协调，是维持脉搏正常的基本条件。

气血是形成脉象的物质基础

气血是构成人体组织和维持人体生命活动的基本物质。脉道依赖血液以充盈，因而血液的盈亏，直接关系到脉象的大小；气属阳，主动，血液的运行全赖于气的推动，脉的壅遏营气有赖于气的固摄，心搏的强弱和节律亦赖气的调节，因此，气的作用对脉象的影响更为重大。若气血不足，则脉象细弱或虚软无力；气滞血瘀，则脉象细涩而不利；气盛，血流薄疾，则脉多洪大滑数等。

脉乃血脉，赖血以充，赖气以行。心与气、血相互作用，共同形成"心主血脉"的活动整体。有关脉象形成与气血的关系，如宋代崔嘉彦《四言举要》所说："脉乃血脉，血之府也，心之合也……脉不自行，随气而至，气动脉应，阴阳之义，气如橐龠，血如波澜，血脉气息，上下循环。"

脉象反映五脏六腑的健康状况

脉象的形成不仅与心、气、血有关，同时与脏腑的整体功能活动亦有密切关系。

▶ 肺与脉象的关系

肺主气，司呼吸。肺对脉的影响，首先体现在肺与心，以及气与血的功能联系上。由于气对血有运行、统藏、调摄等作用，所以肺的呼吸运动是主宰脉动的重要因素。一般情况下，呼吸平缓则脉象徐和；呼吸加快，脉象亦随之急促；呼吸匀和深长，脉象流利盈实；呼吸急迫浅促，或肺气壅滞而呼吸困难，脉象多细涩；呼吸不已则脉动不止，呼吸停息则脉搏亦难以维持。因而前人亦将脉搏称为"脉息"，并有"肺朝百脉"的说法。

脉管的紧张度：脉管的紧张度是针对血管壁的弹性而言，脉象的特征常受脉管紧张度的影响，如弦脉、紧脉、革脉等，是脉管紧张度较大造成的，劲急不柔和。又如虚脉、细脉、濡脉、微脉、弱脉等，是脉管紧张度变小，失去其应有弹性而导致的。

脉搏的流利度：指脉象应指时往来的滑利程度。脉象往来的滑利程度，主要取决于气血运行的状况。一般身体健康，气机调畅，阴阳气血充足，血管健全，脉内的气血运行就滑利畅通，脉象应指时就往来流利。

脉象分类表

脉位要素	脉象
脉位	浮脉
	沉脉
脉率	迟脉
	数脉
脉宽度	洪脉
	细脉
脉长度	长脉
	短脉
脉力度	虚脉
	实脉
脉流利度	滑脉
	涩脉
脉紧张度	弦脉
	濡脉
脉均匀度	结脉、代脉、促脉

脉象是全身功能状态的综合反映，它携带着多种功能活动信息情况，任何一种脉象特征都是脉位、速率、脉势、脉形、节律以及脉管的紧张度和脉搏的流利度等多种因素的综合体现。所以，无论是单脉或是复合脉，都应从以上几方面来进行细心体察，分析产生相应脉象特征的主要因素，从而探究病机，做出符合客观实际的诊断来。

影响脉象的一些因素

脉象常受年龄、性别、体型、生活起居、职业和精神情志等因素的影响，机体为适应内外环境的变化而进行自身调节，因而脉象可以出现各种生理变异。当然，这些脉象的变异，往往是暂时的，或者是可逆的，只要有胃、有神、有根，仍属平脉范围，临床应与病脉相鉴别。

内部因素

年龄
儿童脉象多小数，青年脉象多平滑，老人脉象多弦硬。

性别
妇人脉象较男子濡细而带数，妊娠时脉象多滑数。

体型
身材高大者脉象较长，身材矮小者脉象较短。肥胖者脉多沉细，消瘦者脉较浮大。

脉位变异
有些人脉不见于寸口，而由尺部斜向手背，称斜飞脉；若脉出现于寸口的背侧，则为反关脉。这与桡动脉解剖位置变异有关，不属病脉。

体质
由于个人体质的原因，有的人会出现六阳、六阴、反关及无脉的特殊脉象，六阳脉是强大有力之脉，而非病脉；六阴脉是细微而静，脉来有序，与沉细脉不同。遇到这两种脉象，必须从整体考虑，并在平时注意。还有反关脉和终身无脉的人，都是素体脉象，临证均应细辨。

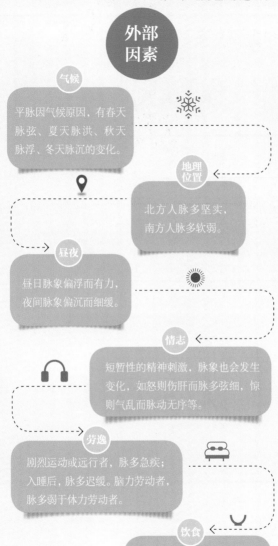

外部因素

气候

平脉因气候原因，有春天脉弦、夏天脉洪、秋天脉浮、冬天脉沉的变化。

地理位置

北方人脉多坚实，南方人脉多软弱。

昼夜

昼日脉象偏浮而有力，夜间脉象偏沉而细缓。

情志

短暂性的精神刺激，脉象也会发生变化，如怒则伤肝而脉多弦细，惊则气乱而脉动无序等。

劳逸

剧烈运动或远行者，脉多急疾；入睡后，脉多迟缓。脑力劳动者，脉多弱于体力劳动者。

饮食

饭后脉来多数而有力；饥饿时脉来多缓而无力。

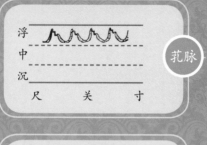

浮 ┈┈┈┈┈┈┈┈┈┈┈┈┈┈
中 ┈┈┈┈┈┈┈┈┈┈┈┈┈┈
沉 ┈┈┈┈┈┈┈┈┈┈┈┈┈┈
　尺　　　关　　　寸

芤脉

革脉

沉脉

伏脉

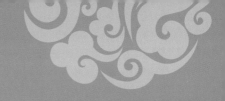

第二章

零基础学会脉诊技巧

在学习具体脉象前，学会一些脉诊的技巧和方法是很有必要的，也是初学者入门的基础。本章主要介绍脉诊的部位、如何运指、如何测算呼吸，以及切脉时的注意事项等，了解完这些方法和技巧，切脉时才能游刃有余。

脉诊要选择合适的时间

脉诊的时间，以清晨（平旦）未起床、未进食时为佳。由于脉象是非常灵敏的生理与病理信息反映，它的变化与气血的运行有密切关系，并受饮食、运动、情绪等因素的影响。清晨未起床、未进食时，机体内外环境比较安定，脉象能比较准确反映机体的基础生理情况，同时也比较容易发现病理性脉象。《黄帝内经·素问·脉要精微论》中说："诊法常以平旦，阳气未动，阴气未散，饮食未进，经脉未盛，络脉调匀，气血未乱，故乃可诊有过之脉。"说明清晨是脉诊的理想时间。

但这样的要求一般很难做到，特别是对门诊、急诊的患者，要及时诊察病情，而不能拘泥于清晨。但是诊脉时应保持诊室安静，且应让患者在比较安静的环境中休息片刻，以减少各种因素的干扰，这样诊察到的脉象才比较真实。

脉诊要选择合适的体位

脉诊时患者的正确体位是正坐或仰卧，前臂自然向前平伸，与心脏置于同一水平位置，手腕伸直，手掌向上，手指微微弯曲，在腕关节下面垫一松软的脉枕，使寸口部充分暴露伸展，气血畅通，便于诊察脉象。

如果是侧卧，手臂受压；或上臂扭转，脉气不能畅通；或手臂过高或过低，与心脏不在一个水平面时，都会影响气血的运行，使脉象失真。因此，诊脉时必须注意患者的体位，只有采取正确的体位，才能获得比较真切的指感。

诊脉需要诊哪些部位

诊脉部位历史上有多种诊法，古代文献记载的有三部九候诊法、人迎寸口诊法、三部诊法和寸口诊法。

三部九候诊法：又称遍诊法，见于《黄帝内经·素问·三部九候论》，是遍诊上、中、下三部有关的动脉，以判断病情的一种诊脉方法。上为头部、中为手部、下为足部；上、中、下三部又各分为天、地、人三候，三三合而为九，故称为三部九候诊法。

三部九候诊法表

三部	九候	相应经脉和穴位	诊断意义
上部（头）	天	太阳穴	候头角之气
	地	足阳明经巨髎穴	候口齿之气
	人	手少阳经耳门穴	候耳目之气
中部（手）	天	手太阴经太渊穴、经渠穴	候肺之气
	地	手阳明经合谷穴	候胸中之气
	人	手少阴经神门穴	候心之气
下部（足）	天	足厥阴经足五里穴或太冲穴	候肝之气
	地	足少阴经太溪穴	候肾之气
	人	足太阴经箕门穴或足阳明经冲阳穴	候脾胃之气

人迎寸口诊法：是对人迎和寸口脉象相互参照进行分析的一种方法，比遍诊法简单，寸口主要反映内脏的情况，人迎（颈总动脉）主要反映体表情况。在正常情况下，春夏季人迎脉稍大于寸口脉，秋冬季寸口脉稍大于人迎脉。如果人迎脉大于寸口脉一倍、二倍、三倍时，说明疾病由表入里，以表邪盛为主；反之，若寸口脉大于人迎脉一倍、二倍、三倍时，为寒邪在里，或内脏阳虚。

三部诊法：见于汉代张仲景的《伤寒杂病论》。主要用寸口脉候十二经及脏腑之气的变化，人迎脉、趺阳脉候胃气，亦有加太溪脉候肾气，以了解病情，指导治疗。现在这种方法多在寸口无脉搏或者观察危重患者时运用。

现在较少采用三部九候诊法、人迎寸口诊法和三部诊法，而普遍选用的方法是寸口诊法，下文会重点介绍。至晋代王叔和著《脉经》后，寸口诊法理论已趋完善，从而得以推广运用，一直沿用至今。

学会常用的寸口诊法

寸口又称气口、脉口，即今之桡动脉。该处皮肤薄、脉浅，便于按取，名为寸口，是因脉动在鱼际穴后约1寸处而得名。寸口诊法是指单独切按桡骨茎突内侧的一段桡动脉的搏动，根据其脉动，以推测人体生理、病理状况的一种诊察方法。

寸口脉

寸口脉分为寸、关、尺三部分。

关部： 通常以腕后高骨（桡骨茎突）为标记，与之对应的手腕内侧就是关部。

寸部： 关部靠近手掌的一侧为关前，又叫寸部。

尺部： 关部靠近肘部的一侧为关后，又叫尺部。

两手各有寸、关、尺三部分，共六部脉，分候不同的脏腑。

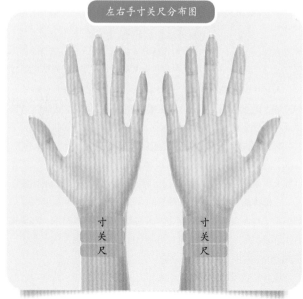

左右手寸关尺分布图

寸
关
尺

寸
关
尺

左手　　　　右手

寸口诊法的施诊宽度约为 1.9 寸，其中关部、寸部各占 6 分，尺部占 7 分。在实际操作过程中，一开始练习可以用笔画一下，时间长了可根据经验把握。

这里所说的 1.9 寸，不是度量单位，而是手指同身寸，以被诊人的手指为标准。

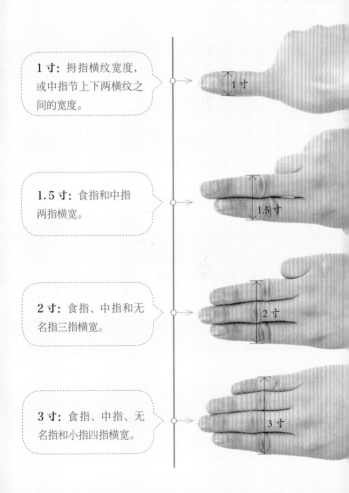

1 寸：拇指横纹宽度，或中指节上下两横纹之间的宽度。

1.5 寸：食指和中指两指横宽。

2 寸：食指、中指和无名指三指横宽。

3 寸：食指、中指、无名指和小指四指横宽。

为什么要选择寸口脉

《黄帝内经·素问·五脏别论篇》中说："胃者，水谷之海，六腑之大源也。五味入口，藏于胃，以养五脏气。气口亦太阴也，是以五脏六腑之气味，皆出于胃，变见于气口。"《难经·一难》中指出："十二经皆有动脉，独取寸口，以决五脏六腑死生吉凶之法，何谓也？然，寸口者，脉之大会，手太阴之脉动也。"

1. 寸口部为"脉之大会"。寸口脉属手太阴肺经之脉，气血循环流注起始于手太阴肺经，营卫气血遍布周身，一昼夜循环五十周，又终止于肺经，复会于寸口，为十二经脉的始终。脉气流注肺而总会聚于寸口，故全身各脏腑生理功能的盛衰，营卫气血的盈亏，均可从寸口部的脉象上反映出来。

2. 寸口部脉气较为明显。寸口部是手太阴肺经"经穴（经渠）"和"腧穴（太渊）"的所在处，为手太阴肺经经气流注和经气渐旺，以至达到旺盛的特殊反应点，故有"脉会太渊"之说，其脉象变化很有代表性。

3. 寸口部可反映宗气的盛衰。肺脾同属太阴经，脉气相通，手太阴肺经起于中焦，而中焦为脾胃所居之处，脾将通过胃所受纳腐熟的食物之精微上输于肺，肺朝百脉而将营气与呼吸之气布散至全身，脉气变化现于寸口，故寸口脉动与宗气一致，寸口脉象的变化可反映宗气的盛衰。

4. 寸口处为桡动脉。桡动脉所在桡骨茎突处，其行径较为固定，解剖位置亦较浅表，毗邻组织比较分明，便于诊察，脉搏强弱易于分辨，同时诊寸口脉沿用已久，在长期医疗实践中，积累了丰富的经验，所以说寸口部为诊脉的理想部位。

寸口三部与脏腑的对应关系

寸口分候脏腑是根据中医阴阳、脏腑功能的理论总结出来的。

其分部对应关系是： 左寸与心对应，左关与肝、胆对应，左尺与肾相对应；右寸与肺、胸对应，右关与脾、胃对应，右尺与肾相对应。这种对应关系，是根据《黄帝内经》"上竟上、下竟下"的原则规定的，也就是上部脉（寸脉）候躯体上部（心、肺、胸），下部脉（尺脉）候躯体下部（肾）。

此外，也有不分寸、关、尺三部，只以浮取、中取、沉取等指力轻重区分的，左手脉诊心、肝、肾，右手脉诊肺、脾、命门，这种方法适用于危急病症或年老体虚患者。

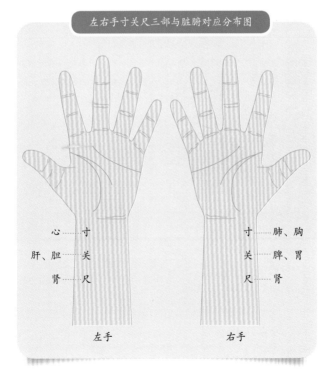

左右手寸关尺三部与脏腑对应分布图

心——寸

肝、胆——关

肾——尺

寸——肺、胸

关——脾、胃

尺——肾

左手　　　　　右手

学会脉诊的指法

指法是指医生诊脉的具体操作方法。正确而规范地运用指法，可以获得比较丰富而准确的病理信息。临床诊脉常用的指法，可概括为选指、布指和运指等。

选指

诊脉时不可留指甲，宜将指甲贴肉剪齐，手要保持干净整洁。诊脉结果是否准确，手指感应的灵敏度十分重要，手指指端皮肉凸起的最高端，即指头和指腹交界处，形状像人的眼睛，是感应较为灵敏的部位，称为指目。指目推移灵活，便于寻找指感较清晰的部位，并可根据需要适当地调节指力。如脉象细小时，手指着力点可偏重于指目前端；脉象粗大时，着力点偏重于指目后端。指尖的感觉虽灵敏，但因有指甲，不宜垂直加压；指腹的肌肉较丰厚，用指腹切脉时会受医者自身手指动脉搏动的干扰，容易产生错觉，所以诊脉时选用指目是比较合适的。

选指时应当选用左手或右手的食指、中指和无名指三个手指指目，手指略呈弓形倾斜，与受诊者体表约成 45° 角为宜，这样的角度可以使指目紧贴于脉搏搏动处。

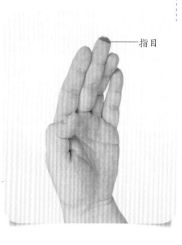

指目

布指

医生下指时，先以中指按在掌后高骨内侧动脉处，称为中指定关，然后用食指按在关前（腕侧）定寸，用无名指按在关后（肘侧）定尺。切脉时布指的疏密要得当，要与患者手臂长短和医生的手指粗细相适应，患者的手臂长或医者的手臂较细者，布指宜疏，反之宜密。小儿寸口部位甚短，一般多用"一指（拇指或食指）定关法"，而不必细分寸、关、尺三部。

运指

医生布指后，运用指力的轻重、挪移及布指变化以体察脉象。脉象按压度分为浮、中、沉，在诊脉时，会使用举法、按法、寻法、总按和单诊的指法。

举法： 手指用力较轻，按压皮肤表面以体察脉象。用举的指法取脉又称为"浮取"。

按法： 手指用力较重，甚至按到筋骨以体察脉象。用按的指法取脉又称为"沉取"。

寻法： 寻即寻找的意思，指手指用力不轻不重，按至肌肉，并调节适当指力，或左右推寻，以仔细体察脉象。

总按： 即三指同时用大小相等的指力诊脉的方法，从整体上辨别寸、关、尺三部和左右两手脉象的形态、脉位、脉力等。

单诊： 用一个手指诊察一部脉象的方法。主要用于分别了解寸、关、尺各部脉象的位、次、形、势等变化特征。

临床时一般三指均匀用力，但亦可三指用力不一，总按和单诊配合运用，以求全面捕获脉象信息。

确定诊脉指力

脉诊用多重的力道是十分讲究的，使用单诊指法时，古人形象地将诊脉的指力形容为谷粒的重量——菽数之重，按照指力大小分为 1~15 菽。其中 15 菽最重，也是参考的标准，15 菽的力度是用力按，感觉按到骨头上的力度。

诊断脏腑的指力标准

诊肺、胸——右寸轻取 1~3 菽之力。

诊心部——左寸轻取 4~6 菽之力。

诊脾、胃——右关稍重取 7~9 菽之力。

诊肝、胆——左关重取 10~12 菽之力。

诊肾部——双尺重取 13~15 菽之力。

脉象沉浮的指力判定标准

浮脉——1~7 菽之力。

平脉——8~9 菽之力。

沉脉——10~15 菽，甚至更大力。

日常可以这样练习力度，先用力按至骨，确定 15 菽的力度，然后分成三段用力，等这三种力度熟悉了以后，再慢慢摸索感觉每一菽的力度。

呼吸法测脉动次数

古人没有钟表，所以医者诊脉时往往以自己的呼吸作为标准，来计算患者脉动次数。每呼吸 1 次为 1 息，正常的脉动次数为每息 4 次，间或 5 次。按照现代科学分析，正常人呼吸每分钟 16~18 次，正常人的脉搏次数为每分钟 72~80 次，这与传统中医理论是相吻合的，由此可见，凭医者的呼吸对患者的脉搏进行计数的方法是有科学根据的。

脉诊时不聊天

在脉诊的时候，因为要调匀呼吸，便于记数，所以一般在切脉的时候不问诊，我们去看中医的时候留意一下就会发现，诊脉前、诊脉后甚至开方子的时候，医生都是不断在跟患者交流的，只有在诊脉的时候会保持安静。除了记数方便以外，问诊的时候患者紧张、情绪激动，也会使脉象发生变化，干扰诊断。

学会测脉搏跳动的快慢——至数

脉搏跳动的快慢，是脉诊时首先要测的。一般用一次呼吸间脉搏的次数来衡量，又称至数，简称为至。一般来说，成年人1息4~5至为正常，超过5至为数脉，低于4至为迟脉。现在一般都是直接用计时器计算，成年人每分钟脉搏次数70~80次，低于70次为迟脉，超过80次为数脉，尤其低于60次或者高于100次时应引起重视。

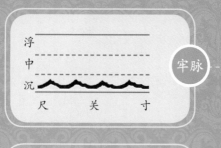

牢脉

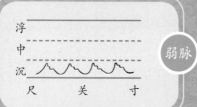

弱脉

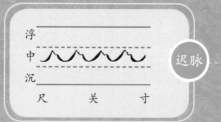

迟脉

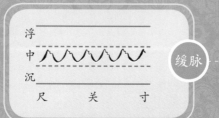

缓脉

第三章

29种脉象快速记忆，轻松学脉诊

病症与脉象有密切关系，不同的脉象反映了不同的疾病。本章阐明了每一种脉象的特征、快速记忆口诀、形成原理、三部主病、兼脉主病以及常见病的调理方法，并配有脉象图。

脉象的归类

　　古代医家经过长期实践，逐渐总结出 28 种常见病脉：浮脉、沉脉、迟脉、数脉、滑脉、涩脉、虚脉、实脉、长脉、短脉、洪脉、微脉、紧脉、缓脉、弦脉、芤脉、革脉、牢脉、濡脉、弱脉、散脉、细脉、伏脉、动脉、促脉、结脉、代脉、疾脉。

　　现代脉诊，基本是以这 28 种脉象为基准的，可先将这些脉象分为浮、沉、迟、数、虚、实 6 类，然后再细分为 28 种脉象，再加上健康的正常脉象，一共 29 种，这样就比较容易记忆了。学习病脉前先来了解一下正常脉象，正常脉象的特点可概括为"有胃"、"有神"、"有根"。

正常脉象

　　正常脉象也称平脉、常脉，是指正常人在一般生理条件下出现的脉象，既具有基本的特点，又有一定的变化规律和范围，而不是固定不变的。

　　正常脉搏的形象特征是：寸、关、尺三部皆有脉，不浮不沉，不快不慢，1 息 4~5 至，相当于 70~80 次 / 分钟，不大不小，从容和缓，节律一致，尺部沉取有一定的力量，并随生理活动、气候、季节和环境等的不同而有相应变化。

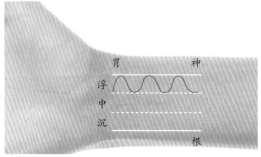

脉的胃、神、根示意图

有胃。即脉有胃气。脉之胃气，主要反映脾胃运化功能的盛衰、营养状况的优劣和能量的储备状况。脉诊时，脉有胃气的表现是指下有从容、徐和、软滑的感觉。脉象不浮不沉，不疾不徐，来去从容，节律一致，称为有胃气。

老中医提示

一般来说，一些小的健康问题不用担心，诊脉时脉象不会有大的特殊变化，是有胃气的表现；如果脉象显示没有胃气，说明身体健康出现了严重的问题，需要及时去医院检查。

有神。脉象贵在有神。表现为应指柔和有力，节律整齐。即使是微弱之脉，也未至于散乱而完全无力；弦实之脉，仍带柔和之象，皆属脉有神气。反之，脉来散乱，时大时小，时急时徐，时断时续，或弦实过硬，或微弱欲无，都是无神的脉象。

老中医提示

给患者诊脉时判断是否有神十分重要，如果患者形神充沛，那么身体就会很快康复；如果无神，哪怕没有明显病症，也要引起足够的重视。

有根。即脉有根基。脉之有根无根主要说明肾气的盛衰。诊脉的时候，表现为尺脉有力、沉取不绝两个方面。因为尺脉候肾，沉取候肾，尺脉沉取应指有力，就是有根的脉象。

老中医提示

肾藏精，为先天之本，元气之根。若患者的寸口部位诊不到脉了，但是尺脉不绝、有力，则表明患者还是有救的；若尺脉沉取不应，则说明肾气已败，病情危笃。

浮类脉

浮类脉主要包括浮脉、洪脉、濡脉、散脉、芤脉、革脉 6 种，它们共同的特点是脉浮于表面，轻取可得。

浮脉 如水漂木

浮脉，顾名思义，就是脉搏浮在表面的意思，用手轻轻触碰就能清晰地感觉到脉搏的存在，就好像已经到了皮与肉之间一样。

脉象解析

快速记忆

轻取即得，重取反减，举之有余，按之不足，如水漂木。

主病

主表证或虚阳外越证。

脉象特征： 诊脉的时候稍微用力，就有一种按到了漂浮在水中的小木棍一样的感觉，按之下沉，力度减轻又浮起来了。如果用力按的话，会发现脉搏的跳动又弱了不少，一句话概括：“举之有余，按之不足。”

浮脉脉象图

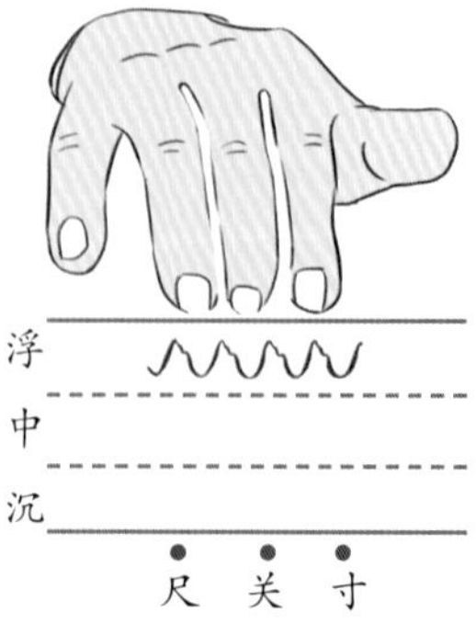

脉象形成的原理： 1. 当外邪侵袭肌表时，病邪未盛，正气未衰，邪正相交，人体气血趋向于表以抵抗外邪，脉气鼓动于外，脉象显浮。2. 久病体虚，机体气血亏损，血虚不能内守，气失依恋，气浮越于外，从而脉象见浮。

主病： 浮脉主表证。浮而有力为表实证；浮而无力为表虚证。久病见浮脉，则应警惕，是否为虚阳外越的危重证候。

诊浮脉因人而异 胖人大多脉沉，瘦人大多脉浮，所以没有绝对的标准，故有“浮无定候”之说。

寸口三部浮脉脉理说明图

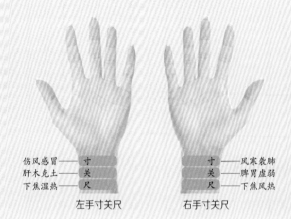

伤风感冒——寸
肝木克土——关
下焦湿热——尺

左手寸关尺

寸——风寒袭肺
关——脾胃虚弱
尺——下焦风热

右手寸关尺

左手三部主病

左寸脉浮，常因伤风感冒所致，一般多出现头痛、鼻塞、恶寒、发热等外感表证。左关脉浮，常因肝木克土，脾受其邪所致，易出现脾虚腹胀等病。左尺脉浮，常因下焦湿热所致，可见小便不利或淋涩疼痛。

右手三部主病

右寸脉浮，常因风寒袭肺，引起肺气不宣所致，可见咳嗽痰稀、鼻流清涕、头痛恶寒等风寒表证。右关脉浮，常因脾胃虚弱所致，可见纳呆、脘闷、大便溏稀。右尺脉浮，常因下焦风热所致，可见便秘不畅。

记忆要点： 浮脉见于寸部，主风邪上犯所引起的头痛、眩晕，或主风痰积聚于胸膈引起的上焦证。浮脉见于关部多主肝郁脾虚。浮脉见于尺部可见二便不利。

兼脉主病： 浮脉与迟脉相兼多见风邪为病；浮脉与数脉相兼多为外感风热；浮脉与紧脉相兼多为外感风寒。

浮脉常见病如何调理

如果出现浮脉的脉象，可能是外邪侵袭、机体抵抗力低下、肺气不宣、阴血亏损等原因所致，容易出现感冒、支气管炎、贫血、心悸、心脏病等疾病，应根据病因体察具体脉象，从而有针对性地进行调理。

浮脉常见病症应用举例

常见病症	症状表现
外感表证（受寒或受风） 外感风寒、卫阳郁闭所致	若脉浮紧，症见发热、恶寒、咳嗽、体痛，则是受寒；若脉兼浮缓、自汗，并有发热、恶风、打喷嚏、流鼻涕等，则是受风
急、慢性支气管炎 表邪闭塞，寒饮迫肺，致使肺气失宣，肺热蒸越所致	症见咳嗽、咳痰或喘息，急性者伴有低热、乏力、畏寒；慢性者伴有气喘、反复感染
急性肾炎所致浮肿 风邪夹有水湿，郁于肌表所致	若水肿在腰以上，以头、面部明显，伴有恶寒、发热、无汗者，是风邪外袭所致；若兼有汗出、恶寒者，是表虚不固所致
贫血、肺源性心脏病 虚劳失血、阴血亏损，阳气外浮所致	贫血或产后血晕者，症见眩晕、心悸不安、烦闷；肺源性心脏病患者，症见喘息抬肩，上气，浮肿，多脉象浮大，重按无力

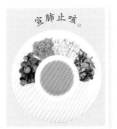

宣肺止咳。

麻黄汤

麻黄9克，桂枝、杏仁各6克，炙甘草3克，水煎服，温覆取微汗。用于急、慢性支气管炎风寒阶段。

"注意保暖，饮食宜清淡，多喝白开水，每天至少开窗通风2次。**"**

如何调理

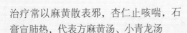

若受寒，要用麻黄、杏仁等药辛温发汗；若受风，则用桂枝、白芍、生姜来调和营卫；若恶寒轻，发热重，口渴，是受了温邪，可用桑叶、连翘等药清解发散

麻黄

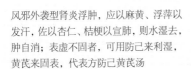

治疗常以麻黄散表邪，杏仁止咳喘，石膏宣肺热，代表方麻黄汤、小青龙汤

杏仁

风邪外袭型肾炎浮肿，应以麻黄、浮萍以发汗，佐以杏仁、桔梗以宣肺，则水湿去，肿自消；表虚不固者，可用防己来利湿，黄芪来固表，代表方防己黄芪汤

桔梗

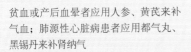

贫血或产后血晕者应用人参、黄芪来补气血；肺源性心脏病患者应用都气丸、黑锡丹来补肾纳气

人参

洪脉　来盛去衰

　　洪脉也称大脉，其脉象特征主要表现在脉搏显现的部位、形态和气势三个方面。脉体宽大，搏动部位浅表，指下有力。由于脉管内的血流量增加，且充实有力，来时具有浮、大、强的特点。

▶ 脉象解析

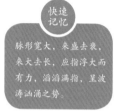

快速记忆

脉形宽大，来盛去衰，来大去长，应指浮大而有力，滔滔满指，望波涛汹涌之势。

主病

主里热炽盛证

脉象特征： 脉来如波峰高大陡峻的波涛，汹涌盛满，充实有力，即所谓"来盛"；脉去如落下之波涛，较来时势缓力弱，其力渐衰，即所谓"去衰"。

脉象形成的原理： 邪热亢盛，蒸迫气血，气盛血涌，脉道扩张，故脉大而充实有力，多种实火过盛都可能导致出现洪脉。

主病： 洪脉主里热炽盛证。若患者出现脉大，提示病情加重。因夏令阳气亢盛而出现的洪脉，不属于病脉，因为洪脉是夏季的常脉。

洪脉脉象图

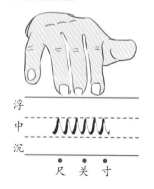

浮
中
沉

尺　关　寸

结合寸、关、尺边界判断脉象

在寸、关、尺部位限定的情况下，在寸、关、尺范围内，脉体宽的为洪脉，脉体窄的为细脉，脉体超过寸、尺边缘的为长脉，脉体没达到寸、尺边缘的为短脉，这几种我们可以综合在一起学习。

寸口三部洪脉脉理说明图

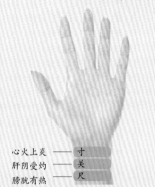

心火上炎 —— 寸
肝阴受灼 —— 关
膀胱有热 —— 尺

左手寸关尺

寸 —— 热邪壅肺
关 —— 胃火燔炽
尺 —— 大肠瘀热

右手寸关尺

左手三部主病

左寸脉洪，常因心火上炎所致，可见头痛、目赤口疮、心烦失眠之疾病。左关脉洪，常因肝阴受灼，筋失其养所致，可见烦躁易怒、遍身疼痛之疾。左尺脉洪，常因膀胱有热所致，可见小便淋漓，疼痛不爽，甚则尿血之疾。

右手三部主病

右寸脉洪，常因热邪壅肺，肺失清肃所致，可见咳喘气急、口燥咽干之疾。右关脉洪，常因胃火燔炽所致，可见齿肿咽痛、便秘、嗳气吞酸之疾。右尺脉洪，常因大肠瘀热所致，可见大便秘结，热伤阴络，或见便血、腹痛之疾。

记忆要点： 左寸见洪脉，乃心火上炎，上焦有热，常见咽喉痛、口疮痛肿。肺热反见洪脉，为肺热极盛，金肺被火克，病势转重，可见咳嗽气喘、胸痛咯血之疾。在关部诊到洪脉，见于肝火亢盛、脾胃津伤之病。尺部见洪脉，可主肾阴不足，阴不制阳的阴虚火旺之证。

兼脉主病： 洪脉与数脉相兼多见外感热病；洪脉与浮脉相兼多见表热或虚热；洪脉与沉脉相兼多见里热；洪脉与急脉相兼多见胀满。

洪脉常见病如何调理

若脉洪大而有力，此为太过，多由营络大热，血气燔灼，心气有余所致，常见壮热、烦躁、口渴等症，以及暑热汗泄诸疾。若脉洪大却无力，此为不及，多因心气虚乏，或为阴虚所致。浮取则洪，重按全无，或阔大者，是孤阳泛上，气不归元之故，常见烦心、咳唾，或为虚劳之疾。

洪脉常见病症应用举例

常见病症	症状表现
热盛伤阴 由阳明热盛，津液受灼所致	身热面赤、大汗，烦渴狂躁，腹满便秘，常见于高热、甲亢等
虫积腹痛 由肠寄生虫积聚所致	症见腹中有块，块或耕起，痛而能食，时吐清水，或下生虫，面见白点，唇无血色，或爱食一物，肚大青筋，脉浮洪或乍大乍小
疮痈或肠痈成脓 由金黄色葡萄球菌感染引起的多毛囊、皮脂腺或汗腺的急性化脓性感染性疾病	初起皮肤红肿明显，按之较软，疼痛剧烈；随后快速扩散，按之较硬、呈紫红色隆起的疙瘩，界线不清；而后中央逐渐见脓变软，破溃后流出黄色质稠脓液
虚劳泄泻 因感受外邪，或被饮食所伤，或情志失调，或脾胃虚弱，或脾肾阳虚等原因引起	虚劳多见神疲体倦、心悸气短、面容憔悴、自汗盗汗，或五心烦热，或畏寒肢冷等症；泄泻多见排便次数增多，粪便稀溏，甚至泄如水样等症

> 少吃辛辣、油腻食物，多吃滋阴补阴之品，养成每天定时喝水的好习惯。

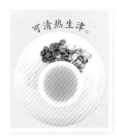

可清热生津。

白虎汤

生石膏30克，知母、粳米各18克，炙甘草9克，水煎至米熟汤成，去滓温服。

如何调理

服桂枝汤，大汗出后，烦渴不解、脉洪大者，白虎加人参汤主之

桂枝

治方宜驱虫，可用使君子、乌梅等中药；腹中有块，可用秘方万应丸；时下长虫，用化虫丸；日常调理宜用健脾消积之药

乌梅

治疗宜以清热、排脓、消痈为主。可用益母草煮水后洗抹患处；或者将新鲜的马齿苋、蒲公英、败酱草捣烂敷于患处

益母草

应在养血、止泻的同时，重用人参、白术补脾益气

白术

濡脉　*如絮浮水*

濡脉又称软脉，位居浅表，在皮肉之间，轻按指下感觉脉体细小而柔软，搏动力弱；中取或沉取时，反而感受不到脉体搏动。

▶脉象解析

快速记忆

浮而细软，应指少力，如絮浮水，轻手相得，重按不显。

主病

主虚证或湿困。

脉象特征： 诊脉时脉象极软而浮细，就像帛在水中一样，用手指轻摸有感觉，稍一用力则无。脉来一息四到五至，脉体不长不短，往来流利，从容和缓，节律一致。

脉象形成的原理： 1. 久病精血亏损，脾虚化源不足，气血亏少，致冲击脉管力道不足，从而脉形浮细柔软。2.湿困脾胃，壅阻于内，阻遏阳气，阳气无力推动血气运行，使脉细软。

主病： 濡脉大多主虚证，主湿邪，有不及而无太过。

濡脉脉象图

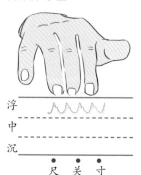

浮
中
沉
尺　关　寸

濡脉临床应用较广 濡脉主湿邪太盛，临床应用较广。以头痛为例，凡头痛见濡脉，兼见头重、脘闷、肢倦、小便不利、苔白腻者，是湿邪中阻，为肝风所挟上蒙清窍所致，可用神术汤祛湿、散风、止痛。

寸口三部濡脉脉理说明图

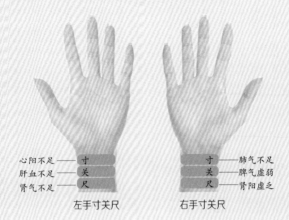

心阳不足 —— 寸
肝血不足 —— 关
肾气不足 —— 尺
左手寸关尺

肺气不足 —— 寸
脾气虚弱 —— 关
肾阳虚乏 —— 尺
右手寸关尺

左手三部主病

左寸脉濡，常因心阳不足，卫气不固所致，可见心悸、怔忡、自汗之疾。左关脉濡，常因肝血不足，血不荣筋所致，可见疲困无力、筋缓不收之疾。左尺脉濡，常因精血亏损，肾气不足所致，可见遗精、滑泄、尿频等。

右手三部主病

右寸脉濡，常因肺气不足，卫外不固所致，可见咳嗽气短、自汗、乏力之疾。右关脉濡，常因脾气虚弱，纳运失常所致，可见纳少、腹胀、浮肿、乏力之疾。右尺脉濡，常因肾阳虚乏，阳虚不运所致，可见腹痛、溏泄、疝痛之疾。

记忆要点： 寸部见濡脉，主阳气亏虚、自汗。关部见濡脉，主气虚。尺部见濡脉，为精伤血亏，阴寒内盛，温补阳气、填补阴精可使重病好转。

兼脉主病： 濡脉与弦脉相兼多为眩晕指麻；濡脉与细脉相兼多为湿侵脾虚；濡脉与涩脉相兼多为亡血；濡脉与浮脉相兼多为卫阳虚；濡脉与数脉相兼多为湿热。

濡脉常见病如何调理

　　濡脉主要是因气虚于表，脉管因气虚不敛，形成松弛之势所致，多见于气虚乏力、亡血、自汗、喘急、遗精、骨蒸、惊悸等症。亦因湿邪太盛，脉道受抑，气血失其通畅，症见胸闷、腰重、肢倦者。治疗时要结合其他病症，明确病因，对症治疗。

濡脉常见病症应用举例

常见病症	症状表现
亡血阴虚 阴液耗伤过度，阳气失其所依而出现血气亏虚、虚脱	症见崩中，漏下日久，伴有疲乏无力、头晕眼花、腹痛、舌质色淡
诸虚百损 由病痨瘵日久，气血津液遭受耗损所致	症见骨蒸盗汗、气乏体虚、喘咳吐血、纳少泄泻等
湿热弥漫 出现濡数脉的患者，多热偏重；而出现濡缓脉的患者，多湿偏重	症见身热不扬、头痛恶寒、身重疼痛、胸闷不饥、午后热甚
脾病 病因：①脾阳虚衰，运化无权，湿浊留恋；②中气不足，脾虚气陷；③寒湿困脾，脾失运化	①症见脘冷、腹胀、便溏、尿清、少气懒言；②症见气短乏力、便溏、尿频、气虚脱肛；③症见脘闷、身重、大便不实

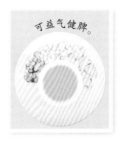

可益气健脾。

> "多进行爬山、慢跑等运动，促进新陈代谢，有助于湿气从体内排出。"

四君子汤

人参、白术、茯苓各9克，炙甘草6克，水煎服。

如何调理

崩漏下血日久容易血亏气虚，治疗宜重用党参、黄芪，配合当归、熟地黄、阿胶补气摄血

当归

治疗时宜调补脾胃，补肾之元气，才能使胃纳水谷，则气血渐生，正气充足。可用四君子汤、都气丸

党参

热偏重患者的治疗应以清热为主，佐以化湿；湿偏重患者的治疗应以化湿为主，佐以清热。适合服用的中药有黄芩、黄柏、龙胆草、鱼腥草、茯苓等

鱼腥草

①治疗以温运中阳、和中化湿为主；②治疗以升阳补气为主；③治疗以运化脾湿为主。适合的中药有茯苓、砂仁、陈皮等

茯苓

散脉　散似杨花

散脉位居浅表，轻按指下感觉脉体浮大，应指散漫无根蒂，不能收聚，并伴时快时慢，节律不齐，或伴脉搏应指力度的强弱不匀；当中取，特别是沉取时，指下感觉不到脉动。

▶ 脉象解析

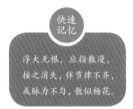

快速记忆

浮大无根，应指散漫，
按之消失，伴节律不齐，
或脉力不匀，散似杨花。

主病

主元气离散。

脉象特征： 散脉主要表现是浮散无根，所谓浮散，是指诊脉时轻取感觉分散凌乱；所谓无根，则是指逐渐加大力度的时候，脉搏越来越弱，重取则完全感觉不到了。

脉象形成的原理： 因心力衰竭，阳气离散，阴阳不敛，气虚血耗，无力鼓动于脉，以致浮散无根、不齐，状似杨花，至数不清。

主病： 主元气耗散，脏腑精气欲绝，病情危重。孕妇见之，多主堕胎，久病见之，多为危重。唯将产妇人出现散脉，是胎儿即将娩出，但须防产后虚脱。

散脉脉象图

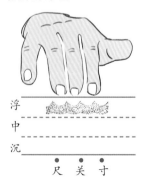

浮
中
沉
　　尺　关　寸

散脉患者宜精心调养

散脉多见于经年久病、受惊吓和某些心脏病患者，一方面要辨证对待，另一方面调养的重点是需要安心静养，不宜吵闹打扰。

寸口三部散脉脉理说明图

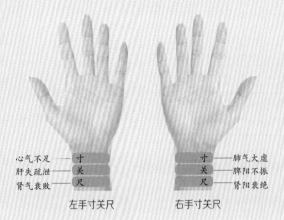

心气不足——寸
肝失疏泄——关
肾气衰败——尺

左手寸关尺

寸——肺气大虚
关——脾阳不振
尺——肾阳衰绝

右手寸关尺

左手三部主病

左寸脉散，常因心气不足，心阳亏耗所致，可见心悸、怔忡、恍惚之疾。左关脉散，常因肝失疏泄，水饮留滞所致，可见身重浮肿之溢饮证。左尺脉散，常因肾气衰败，下元虚损所致，可见腰酸乏力、滑精、早泄之疾。

右手三部主病

右寸脉散，常因肺气大虚，卫外不固所致，可见大汗不止、疲倦乏力、喘促气短之疾。右关脉散，常因脾阳不振，水湿不运所致，可见膜胀、浮肿之疾。右尺脉散，常因肾阳衰绝，元气衰竭所致，多见危症。

记忆要点： 散脉见于左寸，主怔忡；见于右寸，则为汗证。散脉见于左关，主溢饮；见于右关，主足背踝部肿胀。散脉见于两尺部，则主脏气将绝，生命垂危之证。

兼脉主病： 散脉与浮脉相兼多为虚证；散脉与代脉相兼多为心、肾之气衰竭。

散脉常见病如何调理

散脉主元气离散，元气是人生命运行的根本，所以脏腑脉证出现散脉的时候，调养上要以聚敛、滋补为主。凡气虚血耗、心悸、浮肿、咳逆上气、堕胎将产者多见散脉，要辨别虚实，对症调理。

散脉常见病症应用举例

常见病症	症状表现
气血耗散 因操劳过度、久病使得气血耗散、脏腑气乱，阴阳两虚使得元气离散	常见于偏瘫、消渴、浮肿以及癥瘕积聚等病
心脏病 因心气不足、受惊导致心气散乱、情绪不安	心悸、心慌、气短喘促、失眠多梦、出虚汗、心律失常、胸闷不适、神疲乏力
肝脏疾病 如脂肪肝、肝硬化、肝炎等，可能是由于本身肝血亏，再受到惊吓，导致肝气散乱，无法藏血和疏肝气	两胁或肝区不适、下肢水肿、四肢无力、心悸
咳喘 有长期的肺部疾病或长期处于悲苦情绪当中，使得肺气散而不聚	经常咳喘不卧、自汗淋漓，易得风寒感冒

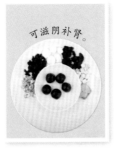

可滋阴补肾。

**" 避免情绪起伏
过大，多吃补气
养血之品，少劳
累，多静养。"**

六味地黄丸

由熟地黄、山茱萸、牡丹皮、山药、茯苓、泽泻制成的棕褐色至黑褐色大蜜丸。1次1丸，1日2次。

如何调理

可以吃一些补肾的食物、药物，比如核桃仁、熟地黄、黄精、肉桂、巴戟天、芡实等，中成药可选六味地黄丸、右归丸等

核桃仁

调理时要温心阳，补足心气，使情绪保持稳定。可以按医嘱选择有益于养心的中药，如柏子仁、酸枣仁等，可用的中成药有柏子养心丸、人参归脾丸、健脾丸、酸枣仁丸等

酸枣仁

可以吃一些补肝血、镇静安神的食物，比如当归、白芍、熟地黄、酸枣仁、远志等，同时可以按揉四肢，加速气血运行

当归

饮食上可以吃一些补气的食物和中药，比如党参、黄芪、山药等；还可以适当进食酸味和涩味食物

党参

芤脉 *如按葱管*

芤是草名，为中空之意。芤脉是指脉管在浮部，搏动较有力而内腔血量不足的状态，如捻葱管之上。

▶脉象解析

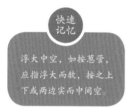

快速记忆：浮大中空，如按葱管，应指浮大而软，按之上下或两边实而中间空。

主病：主失血证或伤阴证。

脉象特征： 轻按时指下感觉脉体宽大而柔软，四周有力，中间空而无力；当中取特别是沉取时，指下感觉脉体搏动明显减弱。

脉象形成的原理： 1. 多因突然失血过多，血量骤然减少，营血不足，无以充脉。2. 津液大伤，血液不得充养，阴血不能维系阳气，阳气浮散所致。

主病： 常见于血崩、大咯血、外伤性大出血等失血证，或严重吐泻等伤阴证。

芤脉脉象图

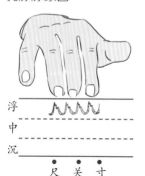

浮
中
沉

尺 关 寸

在生活中芤脉多是过渡脉

如外伤大量失血后数小时或一两天内，脉象会显示为芤脉，一旦输血输液，芤脉脉象就会消失。女性崩漏失血严重的时候会出现芤脉，月经期过了以后就消失了。

寸口三部芤脉脉理说明图

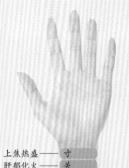
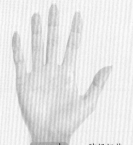

上焦热盛——寸	寸——肺经炽热	
肝郁化火——关	关——胃热灼伤	
热灼膀胱——尺	尺——热伤肠络	

左手寸关尺　　　　　右手寸关尺

左手三部主病

左寸脉芤，常因上焦热盛，迫血妄行所致，可见咳血、衄血之疾。左关脉芤，常因肝郁化火，灼伤血络所致，可见出血吐血之疾。左尺脉芤，常因热灼膀胱，血络受损所致，可见尿血之疾。

右手三部主病

右寸脉芤，常因肺经炽热，迫血妄行所致，可见胸痛咳血之疾。右关脉芤，常因胃热灼伤血络所致，可见吐血之疾。右尺脉芤，常因热伤肠络所致，可见大便出血之疾。

记忆要点： 芤脉见于寸部，主胸有瘀血。芤脉见于关部，主胃痛、肠痈。尺部出现芤脉，多见下部出血，如血淋、痢疾脓血、崩漏等。

兼脉主病： 芤脉与浮脉相兼多是气阴两伤；芤脉与数脉相兼多是阴虚；芤脉与虚脉相兼多为失精亡血；芤脉与结脉、促脉相兼多为虚中夹实、瘀血内结；芤脉与迟脉相兼多为失血正虚、内热。

芤脉常见病如何调理

常人气血充足，脉管充盈，故脉来徐缓，指下圆和。若突然失血，血量骤然减少，营血不足，无以充脉，则脉管空虚，形成浮大中空之象。因此芤脉多见于身体大量失血后处于血虚状态时。

芤脉常见病症应用举例

常见病症	症状表现
各种出血证 如吐血、衄血、便血、尿血以及外伤出血、崩漏下血等，由于阴血大伤，心力不衰，气无所依，乃致脉来浮大中空	面色㿠白、血压下降、出冷汗，甚至晕厥
汗吐伤液 如高热使体内水分消耗过多，心脏不能继续维持人体机能正常活动	大汗淋漓、大吐大泻、微喘，可见脉浮大而芤
失精遗泄 由肾阴内亏、肾虚不藏所导致	精少、小腹急痛、阴头痛、目眩、脱发。若见脉浮芤散大，则为危证

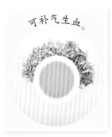

可补气生血。

> "多吃滋阴补血之品，不要用眼过度和熬夜，以免伤阴。"

当归补血汤

黄芪30克，当归6克。以水二盏，煎至一盏，去滓，空腹时温服。

如何调理

治疗时宜急服独参汤救脱、益气，以补气而摄血；还可选择健脾、补气、补血的药，如人参、当归、黄芪等，成方可选复方阿胶浆、当归补血汤

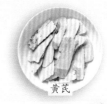

黄芪

可用白虎加人参汤主之，以清热、益气、生津；脉若散大者急用之，加大人参用量

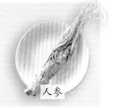

人参

可选用补肾固精的食物、药物，比如龙骨、牡蛎，也可用中成药金锁固精丸以益真元、固肾精

牡蛎

革脉　如按鼓皮

革脉位居浅表，在皮肉之间；轻按指下感觉脉体挺直而长，如按琴弦，脉管中空外坚，如按鼓皮，应指搏动力弱；中取或沉取时，脉象减弱。

▶脉象解析

快速记忆

革脉浮，搏指弦，中空外坚，如按鼓皮。

主病

主寒证或虚证。

脉象特征： 革脉属于具有复合因素的脉象，综合弦、芤二脉的脉形所构成，它既有张力强、表面有力的一面，又有按之空虚，内部不足的一面。

脉象形成的原理： 体内精血严重亏损，阴血不能充润脉管，阳气内无所依而浮越于外，形成脉管浮大、中空外坚的脉象。

主病： 多见于亡血、失精、半产、漏下等疾病。若弹搏指革脉，有刚无柔，此为太过，亦为真脏脉之无胃气的表现，多为危候。

革脉脉象图

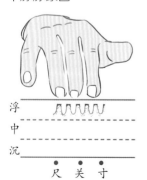

初学者不好判断革脉 革脉是一种综合类脉象，作为初学者很难判定，加之《脉经》认为革脉脉形兼具"沉、伏、实、大、长、弦"的特点，此是以"牢"为"革"，为错误之说，历代脉书言革脉均以仲景之说为准。

寸口三部革脉脉理说明图

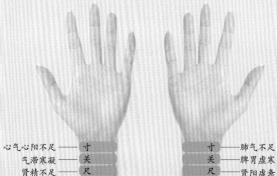

心气心阳不足 —— 寸　　　　寸 —— 肺气不足
气滞寒凝 —— 关　　　　关 —— 脾胃虚寒
肾精不足 —— 尺　　　　尺 —— 肾阳虚惫

左手寸关尺　　　　右手寸关尺

左手三部主病

　　左寸脉革，常因心气心阳不足所致，可见心悸、气短、自汗、胸闷之疾。左关脉革，常因气滞寒凝所致，可见腹痛、窜痛、少腹积块时隐时现之疾。左尺脉革，常因肾精不足，下焦虚寒所致，可见滑精、早泄，以及少腹冷痛、腰膝酸软、妇人白带增多之疾。

右手三部主病

　　右寸脉革，常因肺气不足，痰涎壅滞所致，可见咳嗽气短、咳吐白痰、胸闷不畅之疾。右关脉革，常因脾胃虚寒所致，可见脘腹疼痛、喜按喜热之疾。右尺脉革，常因肾阳虚惫所致，可见虚损、失精，女子可见半产、崩漏下血之疾。

记忆要点： 革脉见于左寸，多见心阳不足；见于右寸，见肺气虚而上逆。见于左关，见气滞寒凝；见于右关，见脾胃虚寒而肝木乘克。见于左尺，多见肾亏精伤；见于右尺，多见半产、崩漏。

兼脉主病： 革脉本身已兼有浮、大、弦、急、芤等脉象，但亦可与迟、缓等脉形成兼脉。

革脉常见病如何调理

革脉是因精血内虚，又感寒邪造成的。凡妇女小产、血崩、经漏，男子营气虚损、遗精等疾病，多半可以见到革脉。此外，肿瘤、肝硬化等病亦可见之。

革脉常见病症应用举例

常见病症	症状表现
半产漏下 是由房事劳倦，七情六淫，致使后天真阴亏损，先天肾气衰竭所引起	流产、月经周期紊乱、阴道出血如崩似漏等症状
贫血 属虚劳亡血，由虚损不足，精血亏损所致	面色发白、疲倦乏力、腰酸腿软、头昏、心悸、气短、贫血，脉形阔大，按之中空
阴寒失精 由肾阳不足，阴中寒冷所致	多汗、梦遗、遗精、少精、腰酸、小腹冷痛等

> "多吃温补之品，少吃寒凉食物，注意保暖，适当运动以促进气血生发。"

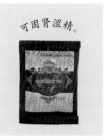

可固肾涩精。

金锁固精丸

由沙苑蒺藜、芡实、莲子、莲须、龙骨、牡蛎制成的黑色包衣浓缩丸。空腹用淡盐水或温开水送服，1次15丸，1日3次。

如何调理

治疗当以补阳摄阴、益气生血为主。可用黄芪益气以资血之源，配当归、阿胶养血和营，再佐地榆、煅龙骨、山萸肉以增强固涩止血之力

黄芪

宜用填阴益气、养血之品，如黄芪、当归、党参、阿胶、熟地黄、大枣、枸杞子、何首乌、龙眼肉等

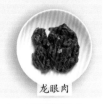

龙眼肉

宜用金锁固精丸加补骨脂、肉桂、仙茅、仙灵脾等温补肾阳

补骨脂

沉类脉

沉类脉的脉象有沉、伏、弱、牢四类脉，因这四类脉脉位较深，重按乃得，故同归于一类。

沉脉 *如石沉水*

沉脉位居于里，在皮下深部，靠近筋骨之处；轻按指下无脉体搏动感，中取时应指，沉取时脉体搏动感觉较为明显。

▶ 脉象解析

快速记忆

轻取不应，重按始得，举之不足，按之有余，如石沉水。

主病

主里证。

脉象特征： 沉脉的脉象要重按至筋骨之间才能触及，指下感觉犹如棉絮包裹着砂石，里面坚硬而外表柔软，又如投石入水，必须深及水底，才可触及。

脉象形成的原理： 1. 邪郁于里，机体正气内存不衰，邪正相交，气血内困，以驱邪外出。2. 脏腑虚弱，气虚，甚者阳虚，则无力推动气血循行。3. 血虚，甚者阴虚，则无力充盈血脉，使脉象显沉。

主病： 多主里证、寒证或积聚证。沉而有力，为里实证；沉而无力，为里虚证。

沉脉脉象图

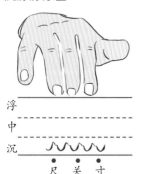

浮
- - - - - - - - -
中
- - - - - - - - -
沉

尺　关　寸

沉脉不一定就是病脉 肥胖、肌肉丰厚者，或冬季，出现沉脉属于正常脉象。有的人两手六部脉象都沉细，但无病候，即六阴脉，亦属于正常生理现象。

寸口三部沉脉脉理说明图

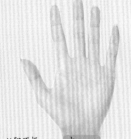
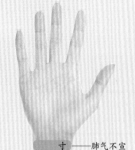

心阳不振 —— 寸	寸 —— 肺气不宣
肝木受损 —— 关	关 —— 脾胃虚寒
肾经受邪 —— 尺	尺 —— 命火不足

左手寸关尺　　　　　右手寸关尺

左手三部主病

左寸脉沉，常因心阳不振，寒饮停胸所致，可见胸痛、满闷之疾。左关脉沉，常因饮食不节，肝木受损，或寒痰结聚所致，可见纳少不食、胀满虚痞，甚发疝瘕腹痛之疾；兼弦脉可见胁肋刺痛之肝郁之疾。左尺脉沉，常因寒凝少阴，肾经受邪所致，可见腰背冷痛、尿频，女子可见痛经、经闭之疾；兼细脉可见腰膝酸软、小便淋漓不尽。

右手三部主病

右寸脉沉，常因肺气不宣，停痰蓄饮所致，可见咳喘、上气；兼紧脉、兼滑脉多为寒邪郁阻闭所致，可见咳喘、痰稀、鼻塞流涕之疾；兼细脉是肺津不足，可见干咳少痰，甚则骨蒸盗汗。右关脉沉，常因脾胃虚寒所致，可见中满虚胀、纳呆脘闷之疾。右尺脉沉，常因命火不足所致，可见腰酸冷痛，或五更晨泻之疾。

记忆要点： 寸部沉脉，可见于痰饮停胸的上焦证。关部沉脉，多见于寒凝气滞而导致的以脘腹疼痛为主的中焦证。尺部沉脉，可见于淋浊、遗尿、遗精、泻痢，也可以见到肾虚引起的腰膝、下腹疼痛。

兼脉主病： 沉脉和迟脉相兼为里寒证；沉脉和数脉相兼为里热证；沉脉和濡脉、缓脉相兼为水湿证；沉脉和弦脉相兼为内痛；沉脉和牢脉相兼为冷痛。

沉脉常见病如何调理

　　沉脉主里证，常见下痢、浮肿、呕吐、停食积热、郁结气滞等症状。沉而有力是痰食寒邪积滞所致，会出现食积、便秘等病；沉而无力是阳气衰弱或气郁所致，会出现腹胀、泄泻、食欲不振等病。

沉脉常见病症应用举例

常见病症	症状表现
主阴主寒 病因是里虚寒盛，阳气衰微	下利清谷、四肢厥逆、手足寒、骨节痛
留饮水肿 阳虚不能化气，使脾失健运，水津四布的功能受阻，则水饮停蓄皮肤之间，营卫受遏所致	①若饮停于肺，症见咳喘、胸紧、浮肿；②若饮停心下，症见胸胁支满、目眩、心悸、小便不利；③若悬饮、胸水，脉来沉弦有力；④若水肿，则脉来沉迟
贫血 由久病亡血、失精致使营气不足，不能鼓动阳气于外所致	面色苍白不华，唇、舌、指甲淡白，兼心悸、头晕、遗精滑泄、腰膝酸软、妇女经少色淡
湿痹关节 湿邪阻闭，脾阳不运，邪留关节，使人体气血凝滞，闭阻不通，阳郁不伸	关节痛、肿、重，小便不利
寒疝腹痛 由脏腑衰弱，复感风寒外邪，结聚于腹中而致	脐周绞痛、冷汗、四肢厥逆，甚则全身发冷、四肢麻木、痛引睾丸、阴茎不举等

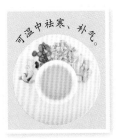

可温中祛寒、补气。

> "远离寒冷潮湿之地，多吃补气养血之物。"

理中汤

党参、干姜、炙甘草、白术各9克，用水1.6升，煮取600毫升，去滓，每日服3次。

如何调理

宜急温之，可用理中汤加黑附片、肉桂、砂仁、丁香、半夏等

肉桂

治疗当以温运脾阳，化饮利水为原则。①可用小青龙汤；②可用苓桂术甘汤；③可用十枣汤；④可用实脾饮

小青龙汤

治疗宜养心安神、填阴益气、健脾益肾、气血双补为法，可选用黄芪、阿胶、熟地黄、当归、白芍、甘草等

甘草

治疗宜祛湿、散寒、止痛、宣痹，可用乌头汤、附子等，还可用艾灸或针灸疗法调理

附子

治疗以温经散寒为大法，兼以活络通下。用大乌头汤、乌头桂枝汤、大黄附子汤等方治疗；亦可将延胡索、胡椒、小茴香等分为末，以酒调服

延胡索

伏脉　*着骨乃得*

伏者，潜藏伏匿之意。诊此脉时需用的指力是"15 菽"，也就是按至骨的力度，如果在一般诊脉过程中按至骨仍然诊不到脉，或者非常模糊，只有用更大的力才能感觉到的话，那么这种脉象就是伏脉。伏脉代表了气内实，即热深与痰闭；又代表了气内虚，阳气不升，阴气内闭。

▶脉象解析

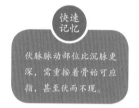

快速记忆
伏脉脉动部位比沉脉更深，需重按着骨始可应指，甚至伏而不现。

主病
主邪气内伏。

脉象特征：伏脉脉位沉至筋骨，轻按和中取时指下无脉体搏动感，沉取至筋骨时，指下才能明显感觉脉体波动。

脉象形成的原理： 1. 邪气郁于里，阻遏气血，气血不得外达以鼓动脉道，使脉道沉伏不显或至骨。2. 久病不愈，阳气虚衰，无力推动气血外达以鼓动脉道，导致脉搏弱至深处。

主病： 常见于邪闭、厥证和痛极的患者。妊娠停经，恶阻吐逆，营卫不畅，见伏脉者，不作病论。

伏脉脉象图

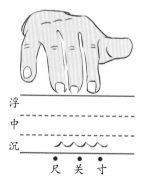

浮
中
沉

尺　关　寸

伏脉是沉脉的"升级版"

伏脉是单一因素的脉象，它的性质就是沉脉，只不过在沉的程度上更加重于沉，即所谓"沉极而伏"。

寸口三部伏脉脉理说明图

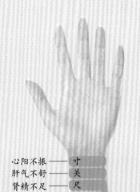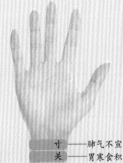

心阳不振 —— 寸
肝气不舒 —— 关
肾精不足 —— 尺

左手寸关尺

寸 —— 肺气不宣
关 —— 胃寒食积
尺 —— 命门火衰

右手寸关尺

左手三部主病

　　左寸脉伏，常因心阳不振所致，可见心慌气短、恍惚不安之疾。左关脉伏，常因肝气不舒，寒邪郁闭所致，可见胁肋胀痛或腰间窜痛之疾。左尺脉伏，常因肾精不足，寒气凝聚所致，可见疝瘕腹痛之疾。

右手三部主病

　　右寸脉伏，常因寒痰壅闭，肺气不宣所致，可见咳喘胸闷、气促痰鸣之疾。右关脉伏，常因胃寒食积所致，可见脘腹剧痛、呕吐频作、胸闷不舒之疾。右尺脉伏，常因命门火衰，寒凝湿滞所致，可见小腹疼痛、泻痢清谷之疾。

记忆要点： 伏脉见于寸部，主食郁胸中，症见想吐而吐不出，昏沉难受。见于关部，主腹痛身体困重。见于尺部，主疝痛剧烈。

兼脉主病： 伏脉与数脉相兼为热厥，是火邪内郁；伏脉与迟脉相兼为寒脉，是阴盛于里；伏脉与弦脉相兼多病痉证。

伏脉常见病如何调理

伏脉的形成，一为邪气闭塞，气血凝结，乃致正气不能宣通，脉道潜伏不显所致；一为久病绵延，气血虚损，阳气欲绝，不能鼓脉于外，而致脉搏沉伏着骨。前者为实邪，多见于暴病，如暴厥、暴痛、猝惊之急证；后者为正虚，为真气欲亡之兆，如卒中、昏迷、虚脱之危证，须细辨其是有力还是无力，再对症治疗。

伏脉常见病症应用举例

常见病症	症状表现
阳绝心衰 由身体长期心阳不足，阳气欲绝所致	心悸、怔忡、气喘、咯血、水肿、虚损、昏厥、喘促
脑卒中 因长期的阴阳失调，气血逆乱所致	一侧脸部、手臂或腿部突然感到无力，甚则猝然昏倒，不省人事，出现脱证，伴有腰酸、耳鸣
霍乱吐泻 因剧烈吐泻、大汗、失血之后，阴液伤亡，阳无所依所致	恶心呕吐、腹痛泄泻、手足肢冷、心中则觉发热
水气痰食 气积、血积、痰积、食积、水积五积结聚不散而致病	胸脘饱闷、腹胀疼痛、心下坚满、小便不利、大便秘结，以及自汗、消渴、浮肿等

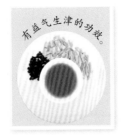

有益气生津的功效。

生脉散

党参、麦门冬各9克，五味子6克，水煎服。

"多运动,增强身体抵抗力,防止外邪入侵。"

如何调理

应急服参附汤，重用人参、附子来益气、复脉、回阳，以助心力；或取强心扶阳、宣痹利水的真武汤

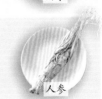

附子

中风闭证应急服三生饮，祛风、化痰通络；脱证宜服参附汤合生脉散；中风后遗症宜服补阳还五汤

人参

热多欲饮水，宜用五苓散；寒多不饮水，可用理中丸；危急时刻可用四逆汤

四逆汤

可用大黄、香附、槟榔、五灵脂、使君子、厚朴、木香等消积行气、化瘀，方剂以五积散主之

大黄

牢脉　*坚着不移*

"牢"者，深居于内，坚固牢实之义。牢脉又称沉弦实脉，位居于里，在皮下深部，靠近筋骨之处；轻按和中取时，指下无脉体搏动感；沉取甚者重按至筋骨时，指下才明显感觉脉管搏动，且脉体宽大而长。

▶脉象解析

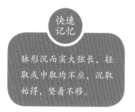

快速记忆

脉形沉而实大弦长，轻取或中取均不应，沉取始得，坚着不移。

主病

主实寒里证。

脉象特征： 脉位沉长，脉势实大而弦。牢脉轻取、中取均不应，沉取始得，但搏动有力，势大形长，为沉、弦、大、实、长五种脉象的复合脉。

脉象形成的原理： 寒主收引凝滞，阴寒内盛时，阳气难以升发，沉潜于下，闭结且坚牢不移，以致脉来沉实有力，势大形长。

主病： 阴寒内实，疝气癥瘕。

牢脉脉象图

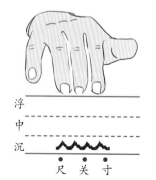

浮
中
沉

尺　关　寸

虚证出现牢脉提示十分危险

绝大多数情况下牢脉属于实寒证的表现，不会出现严重的健康问题，但如果是虚证出现牢脉，如大量失血、久病体虚等患者，提示十分危险，应及时抢救。

寸口三部弱脉脉理说明图

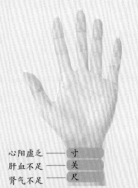

心阳虚乏 —— 寸
肝血不足 —— 关
肾气不足 —— 尺

左手寸关尺

寸 —— 肺气不足
关 —— 脾胃虚弱
尺 —— 肾阳虚衰

右手寸关尺

左手三部主病

左寸脉弱，常因心阳虚乏所致，可见心悸、乏力、气短、自汗，甚发形寒肢冷之疾。左关脉弱，常因肝血不足，筋失濡养所致，可见肢麻痿软、筋急挛缩之疾。左尺脉弱，常因肾气不足，膀胱不固所致，可见腰背酸软、耳鸣失聪，或尿频之疾。

右手三部主病

右寸脉弱，常因肺气不足所致，可见咳喘无力、气虚懒言、畏寒自汗之疾。右关脉弱，常因脾胃虚弱，脾失健运所致，可见纳呆不食、腹胀便溏之疾。右尺脉弱，常因肾阳虚衰所致，可见阳痿、滑精、精冷、早泄之疾。

记忆要点：弱脉见于寸部，主阳虚之病。见于关部，主肝弱与脾虚。如果要诊断肾阳虚、肾阴虚之病，必须在尺部推寻诊察。

兼脉主病：弱而涩为血虚；弱而细为阳虚；弱而数为遗精、崩漏；弱而弦细为血虚筋痿；弱而软为自汗。

弱脉常见病如何调理

弱脉属阴，为气血俱衰所致，故主气血亏损，元气虚耗、阳气衰微。面色苍白、语声低微、遗精虚寒、筋骨痿软、惊恐自汗、阳痿、崩漏等症，皆可见弱脉。

弱脉常见病症应用举例

常见病症	症状表现
精血不足 由阴虚阳衰、卫外不固所致	骨肉酸痛、精气清冷、虚喘久嗽、眩晕耳鸣、腰膝酸软、虚弱无力等
失血日久 大病、久病或外伤性出血导致失血过多，日久气血不足，无力鼓动脉气	吐血、衄血、咯血以及崩漏下血
脾胃虚寒 吃过多生冷、油腻、不消化的食物导致脾胃功能变差或长期忧思少食	胃痛、纳少、呕吐、便溏、腹痛、积食

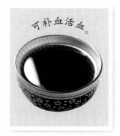

可补血活血。

四物汤

熟地黄、白芍各 12 克，当归 10 克，川芎 8 克，水煎服。

> "多吃补气养血的食物，睡前泡脚，做舒缓运动。"

如何调理

可用枸杞子、肉苁蓉、巴戟天、锁阳、山萸肉、菟丝子、熟地黄等填精补血，以益其损，其脉自复

菟丝子

治疗宜补血养血，可服用四物汤。常用的中药有当归、阿胶、白芍、熟地黄、党参、大枣等，也可服用当归补血汤等

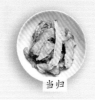

当归

治疗以健脾养胃、温和补气为主，可选用四君子汤或良附丸、理中丸、附子理中丸等

四君子汤

迟类脉

迟类脉包括迟脉、缓脉、涩脉、结脉四种脉象，共同特点是脉象迟缓，一息不足四至。

迟脉　老牛负重

迟脉，顾名思义就是跳动缓慢，对于迟脉的判定比较简单，只要是一息不足四至，即每分钟搏动低于 60 次的，均为迟脉。

▶脉象解析

快速记忆

脉来缓慢，一息三四至，如老牛负重。

主病

主寒证或邪热结聚的里实证。

脉象特征： 迟脉三部有脉，中取明显，指下脉来缓慢，一息不足四至。

脉象形成的原理： 1. 寒邪凝滞，阳气失于宣通；或阳气虚弱，失于温煦，都会导致气血运行不畅，脉来缓慢。2. 邪热结聚，耗伤阴液，血液稠浊，使血液运行受阻，出现迟而有力的脉象。

迟脉脉象图

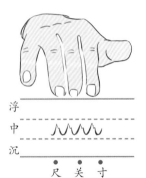

浮

中

沉

尺　关　寸

主病： 迟脉属阴，主脏、主寒、主阴阳虚衰，为寒证的主脉。迟而有力多为冷痛实寒，迟而无力为虚寒，亦可见于邪热结聚的里实证。

正常迟脉 运动员或经过体力劳动、运动锻炼的人，在静息状态下脉来缓慢。正常人入睡后，脉也可见迟，这都是生理性迟脉，不作病脉考虑。

寸口三部迟脉脉理说明图

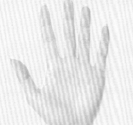

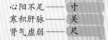

心阳不足——寸
寒积肝脉——关
肾气虚弱——尺

左手寸关尺

寸——肺气不足
关——脾胃虚弱
尺——肾阳不振

右手寸关尺

左手三部主病

左寸脉迟，常因心阳不足，寒湿之邪痹结胸膈所致，可见胸闷不畅或胸痛之疾。左关脉迟，常因寒积肝脉，营虚不达四肢、两胁所致，可见胁下疼痛，以及四肢手足拘挛之症。左尺脉迟，常因肾气虚弱，不能温化水液所致，可见尿频、遗尿、少腹冷痛之疾。

右手三部主病

右寸脉迟，常因肺气不足，寒痰阻滞所致，可见咳嗽、气喘、胸闷之疾。右关脉迟，常因脾胃虚弱，运化失常所致，可见纳呆、腹胀、便溏，以及泛吐清水、口淡不渴、四肢不温之疾。右尺脉迟，常因肾阳不振，命门火衰所致，可见少腹冷痛、腰膝清冷无力、五更晨泻之疾。

记忆要点： 寸部见迟脉，多主上焦寒性病变。关部见迟脉，多主脾胃失调，脘腹冷痛。尺部见迟脉，多主肾阳虚衰，症见腰膝酸软、两足沉重无力、二便失禁，或见于寒疝作痛等下焦病变。

兼脉主病： 迟脉与浮脉相兼为表寒证；迟脉与沉脉相兼为里寒证；迟脉与涩脉相兼主血虚；迟脉与细脉相兼主阳衰；迟脉与弦脉相兼为饮积。

迟脉常见病如何调理

迟脉多见于寒证，迟而有力为冷积，迟而无力为阳虚。常见疾病有窦性心动过缓、房室传导阻滞、黄疸、呕吐、神经官能症、疼痛等，治疗酌情采用中医辨证施治，或西医针对引起迟脉的原发病进行治疗。

迟脉常见病症应用举例

常见病症	症状表现
肺寒咳嗽 多因寒邪客肺，阳气不得宣泄，导致寒伤肺气，阴寒内盛	咳嗽声大，重浊，有痰，痰色清白，伴有喘息、怕冷、四肢发凉
心气虚寒 心气不足、寒凝心脉导致血气运行不畅，阴阳失调	心悸、气短、睡眠质量差、多梦、面色发白、疲倦乏力、心神不宁
胃寒或胃脘痛 多因脾胃功能较差，再加上饮食不洁、过食生冷导致阴寒凝滞脏腑	胃脘疼痛，得温痛减，呕吐清涎，口淡喜热饮，食谷不化
肾阳虚寒 长期缺乏运动、工作压力大、生活在寒冷环境导致肾阳气亏损	腰背酸痛，双腿沉重，小便不利，大便不成形、不规律，性功能减弱

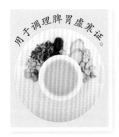

用于调理脾胃虚寒证。

小建中汤

桂枝、生姜各9克，炙甘草6克，大枣6枚，白芍18克，饴糖30克。水煎取汁，兑入饴糖，文火加热溶化，分2次温服。

> 注意手足保暖，多喝热水，少吃寒凉之物，一日三餐按时进食。

如何调理

治疗以温肺散寒、止咳平喘为原则，可选择款冬花、生姜、陈皮、百部、苏子、桔梗等熬汤服用

陈皮

治疗以温心、益气、安神为主，可服用人参、黄芪、肉桂，加酸枣仁、远志、柏子仁、五味子等以养心安神

肉桂

治疗以暖胃散寒为主，可以用小建中汤、理中汤、香砂六君子汤、香砂养胃丸等来调理

理中汤

治疗宜补肾养肾，可选用鹿茸、枸杞子、肉桂、桑葚等中药搭配牛羊肉等制成药膳以调养

桑葚

缓脉 *微风拂柳*

缓脉的脉象来去稍快于迟脉，一次呼吸之间脉搏跳达四次，犹如触及在织布机上没有拉紧的经线一样，应指柔和舒缓，往来节律均匀，像微风轻拂柳梢。

▶ 脉象解析

快速记忆

脉势纵缓，缓怠无力，如微风拂柳。

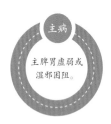

主病

主脾胃虚弱或湿邪困阻。

脉象特征： 缓脉三部有脉，中取明显，指下脉来平缓，一息四至，也可见于正常人，亦称为平缓脉，是脉有胃气的一种表现。

脉象形成的原理： 1. 若脾胃虚弱，气血生化不足，血脉失充，则血行缓怠，鼓动无力。2. 湿邪困阻，阳气被遏，无以推动气血，则脉象必见怠慢不振，脉道弛缓，有似困缚之象。

主病： 多主脾胃虚弱或湿邪困阻。缓有太过与不及之分，太过则脉缓滑而有力，多主气分有热，以及烦热、腹满、痈疡诸疾；不及则缓而迟细，多主中气不足，虚寒气怯，以及眩晕诸疾。

缓脉脉象图

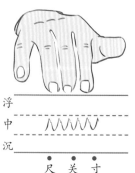

浮
中
沉

尺 关 寸

缓脉是脉率的一种表现

迟、数、疾、缓放在一起，是因为这四种脉象都与脉率相关，但缓脉并非跳动极慢，只是较为平缓，这一点要弄清楚。

寸口三部缓脉脉理说明图

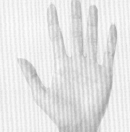

心气不足 —— 寸	寸 —— 肺气不足
肝血不足 —— 关	关 —— 脾气虚弱
肾气虚弱 —— 尺	尺 —— 肾阳不足
左手寸关尺	**右手寸关尺**

左手三部主病

左寸脉缓，常因心气不足所致，可见心慌气短，也可能是因风邪外袭所致，可见项背筋脉拘急之症。左关脉缓，常因肝血不足所致，可见头晕，妇人多见月经涩少或经闭之疾。左尺脉缓，常因肾气虚弱，膀胱失约所致，可见腰困、小便频而清，以及疲乏无力之疾。

右手三部主病

右寸脉缓，常因肺气不足，不能施布津液所致，可见肢体皮肤麻木不仁、背酸不适之疾。右关脉缓，常因脾气虚弱，健运失常所致，可见胀满便秘、纳呆身重之疾。右尺脉缓，常因肾阳不足，寒湿下蓄所致，可见肠鸣腹泻、下肢浮肿之疾。

记忆要点： 寸部见缓脉，主伤风，因外感风邪而致颈项脊背拘急不利。关部见缓脉，主肝风内动引发的眩晕或脾胃虚弱。尺部见缓脉，主脾肾阳虚所致泄泻或风动内燥、大肠津枯引起的便秘，也可见于肝肾不足引起的足膝酸软，行走不利。

兼脉主病： 缓脉与浮脉相兼为卫伤；缓脉与沉脉相兼为营弱；缓脉与细脉相兼为湿痹；缓脉与滑脉相兼为热中；缓脉与涩脉相兼为血虚；缓脉与迟脉、细脉相兼为阳虚。

缓脉常见病如何调理

缓脉多由脾虚或湿邪困阻所致。病在上，见缓脉，可见颈项强直；病在下，见缓脉，可见肢体痿软。诊察缓脉时，还应结合脉象的浮沉大小，以进一步分清病症的表里虚实，再对症治疗。

缓脉常见病症应用举例

常见病症	症状表现
中风、风湿 多因感受外邪，使气血痹阻于经络、血管所致	发热汗出、恶风，中风伴有口眼歪斜、语言不利、半身不遂等症；风湿伴有关节红、肿、热、痛等炎症表现
风痹痿厥 因正虚[1]脾弱，风寒湿邪瘀阻肌肉，凝涩滞留不散所致	肌肤不仁，脚弱下肿，痿厥蹒跚，肌肉酸痛，筋骨屈伸不利，关节发生酸痛、麻木等
实热痛疡 因过食辛辣、温燥、厚腻之品导致体内积滞而郁热	症见烦热口臭，腹满，痛疡，二便不利，局部皮肤出现红肿、发痒、发痛
湿阻太阴 因外感湿邪或湿邪内生，阻碍脾经，使脾失去升清之力，可见脉缓小而无力	暑热内袭，头身困重、口黏，胸痞、纳呆少食，脘闷腹胀，腹痛吐利或大便不爽

①正虚指由于自身的虚弱而造成，分为阴虚、阳虚、气虚、血虚、津液虚。

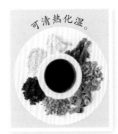

可清热化湿。

连朴饮

制厚朴6克，川连(姜汁炒)、石菖蒲、制半夏各3克，香豉(炒)、焦栀各9克，芦根60克，水煎温服。

" 天气晴朗时多开窗通风，多吃健脾祛湿的食物，增加运动量。"

如何调理

宜选用疏散风邪、散寒除湿的药物，如独活、羌活、防风、麻黄、桂枝、细辛、茯苓、防己、薏苡仁、苍术、蚕砂、猪苓、泽泻等

泽泻

治疗宜祛风利湿、扶正补脾，适合的中药有厚朴、苍术、藿香、佩兰、豆蔻、茯苓、白芷、橘皮、半夏、胆南星、白术、山药、芡实、扁豆、黄芪等

厚朴

治疗宜选用通滞导便、清热解毒的药物，比如黄芩、黄连、黄柏、栀子、蒲公英、紫花地丁、连翘等

黄连

治疗宜健脾利湿除秽，可用的中药、食物有茯苓、薏苡仁、冬瓜皮、赤小豆等，方剂可选用参苓白术散、香砂六君子丸、连朴饮等

茯苓

涩脉 *轻刀刮竹*

涩脉脉位居中，中取指下感觉脉形细小，长短适宜，一息不足四至（1分钟不满60次），滞涩不畅，伴往来脉律与脉力不匀。

▶脉象解析

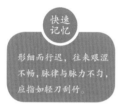

快速
记忆

形细而行迟，往来艰涩不畅，脉律与脉力不匀，应指如轻刀刮竹。

主病

主伤精、血少、痰食内停、气滞血瘀等证。

脉象特征： 脉形较细，脉势滞涩不畅如"轻刀刮竹"；至数较缓而不匀，脉力大小亦不均匀，呈三五不调之状。

脉象形成的原理： 1. 血亏精少，营卫耗伤，血亏不能充盈濡养脉道，气虚无力推动血行，致脉往来艰涩，极不流利。2. 痰食胶固或气滞血瘀等导致气血功能紊乱，气血阻滞于脉道之内就会出现涩脉。

主病： 主伤精、血少、痰食内停、气滞血瘀等证。涩而有力为实证，涩而无力为虚证。

涩脉脉象图

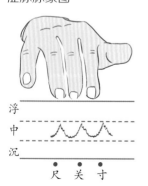

如何把握涩脉 涩脉是一种单因素脉象，在学习的时候不妨先把握关键的一点：只要脉的流利程度较差，达不到正常的流利程度，即是涩脉。

浮

中

沉

尺　关　寸

寸口三部涩脉脉理说明图

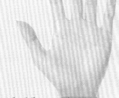

心阳不足 —— 寸
肝血不足 —— 关
肾精亏损 —— 尺

左手寸关尺

寸 —— 肺气虚弱
关 —— 胃阳不足
尺 —— 血虚津亏

右手寸关尺

左手三部主病

　　左寸脉涩，常因心阳不足，寒阻心脉所致，可见胸闷、心痛以及心悸、怔忡之疾。左关脉涩，常由肝血不足，筋脉失养所致，可见胁痛、周身疼痛之疾。左尺脉涩，常因肾精亏损，阴液不足所致，可见腰酸膝软、健忘失眠、头晕耳鸣，妇人可见血虚经闭或月经涩少之疾。

右手三部主病

　　右寸脉涩，常因肺气虚弱，宣降失职所致，可见咳嗽气短、倦怠懒言、声音低怯之疾。右关脉涩，常因胃阳不足，寒凝血滞所致，可见胃脘刺痛，痛有定处。右尺脉涩，常因血虚津亏，肠失滋养所致，可见肠燥便难，妇人妊娠，血虚不足以养胎，常有堕胎之虞。

记忆要点：寸部见涩脉，可主心肺气血亏虚不畅而见胸痛。关部见涩脉，可主胃气虚弱，或肝失疏泄导致的胸胁胀痛。尺部见涩脉，多为精血两伤之证候，症见大便秘结，小便淋漓，甚者便血。

兼脉主病：涩脉与弦脉相兼为郁滞；涩脉与结脉相兼为血凝；涩脉与弱脉相兼为气衰；涩脉与微脉相兼为血虚；涩脉与细脉相兼为津涸；涩脉与沉脉相兼为阴衰；涩脉与浮脉相兼为表虚。

涩脉常见病如何调理

　　涩脉有虚实之分，虚者多因气血亏虚，营血运行艰难，导致脉行不畅，涩迟无力，常见的疾病有心脏病、男子伤精、女子半产失血等；实者多因气、食、痰邪阻滞脉道，气血运行不畅而使脉涩有力，常见的疾病有癥瘕、痞积等。

涩脉常见病症应用举例

常见病症	症状表现
冠心病 常因寒邪、痰结、血瘀、食滞的阻塞，使胸阳不振，大气不得舒布，造成心阳不足，血行瘀阻所致	胸痛、心悸、不正常呼吸，激烈体育活动和重体力劳作后出现心绞痛
风湿痹痛 卫外空虚，风乘虚而入，阻碍血脉的运行而致	痹痛、麻木、拘挛、肌肤青紫、痛有定处、舌质紫暗
虚劳亡精 因身体虚弱、劳作日久、房事过度导致命门火衰、精气清冷所致	男子见腰酸、遗精、阳痿、早泄、不育等症；女子见小腹冷痛、经期错后、色淡量少、不孕等症
癥瘕 多由正气虚弱、脏腑不和、气机阻滞、瘀血内结引起，气聚为瘕，血瘀为癥，以气滞、血瘀、痰湿及毒热为多见	下腹部包块，或胀，或痛，或满，痛定不移，肌肤甲错，面目暗黑，舌紫、有瘀点

可活血化瘀。

桂枝茯苓丸

桂枝、茯苓、牡丹皮、赤芍、桃仁各等份，制成棕褐色的大蜜丸

> "少吃油腻、过咸的食物，保持心情舒畅，多运动。"

如何调理

治疗宜以养心扶阳、活络化瘀、宽胸理气为主。可内服丹参、沉香、没药、郁金之品活络止痛，另服附子、红参、细辛、川芎以通窍闭、扶心阳

丹参

治疗可在祛风除湿、通络的同时，重用活血之品，可用中药有川乌、络石藤、老鹳草、五加皮等，药方有身痛逐瘀汤、活络丹等

五加皮

男子可常灸关元、腰阳关等穴温肾助阳，女子可常服艾附暖宫丸。运用中药内调时可选择何首乌、杜仲、菟丝子、附子、肉桂、淫羊藿、肉苁蓉等以补肾阳，中成药可选用金匮肾气丸、右归丸等

淫羊藿

宜用消积攻瘀之品，如丹参、川芎、益母草、红花、莪术、牛膝等，可用的中成药有桂枝茯苓丸等

益母草

结脉 *时而一止*

结者滞也，是形容脉搏的波动偶有停歇、阻碍之势，脉搏在迟缓之中时而一止的状态，是缓慢型心律失常的复合脉。

▶脉象解析

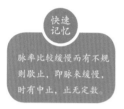

快速记忆
脉率比较缓慢而有不规则歇止，即脉来缓慢，时有中止，止无定数。

主病
主阴盛气结。

脉象特征：结脉脉位居中，指下感觉脉来缓慢，一息不足四至（1分钟60次以下），间有不规则歇止。

脉象形成的原理：1.气血痰食饮邪积滞不散，阻碍血行，以致心阳涩滞，脉来迟缓中止。2.气血渐衰，精力不继，心阳不振，气亏则血流不畅，以致迟缓中止。

主病：结脉为阴盛之脉，主气血凝滞，老痰内结，宿食停积，癥瘕积聚，疝痛气块，七情气郁者，多见结而有力；若元气衰弱，久病虚损，精力不济者，多见结而无力。

结脉脉象图

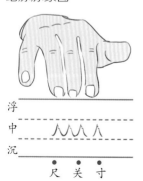

注意正常结脉情况 正常人在情绪过于激动、过度劳累、酗酒、熬夜时饮用大量浓茶或咖啡时也容易出现结脉，经过休息后脉象就会恢复正常。

寸口三部结脉脉理说明图

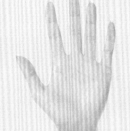

心阳不足 —— 寸	寸 —— 肺气不足	
肝气郁结 —— 关	关 —— 脾虚失运	
肾精亏损 —— 尺	尺 —— 命门火衰	

左手寸关尺   右手寸关尺

左手三部主病

左寸脉结，常因心阳不足，寒痰瘀阻所致，可见心悸、气短、胸闷疼痛之疾。左关脉结，常因肝气郁结，气滞血瘀所致，可见胁肋刺痛、胸闷太息之疾。左尺脉结，常因肾精亏损，筋骨失养所致，可见腰膝酸软、下肢痿弱之疾。

右手三部主病

右寸脉结，常因肺气不足，痰饮壅结所致，可见咳喘胸满、气逆痰鸣之疾。右关脉结，常因脾虚失运，食滞脘腹所致，可见纳呆嗳腐、脘腹满痛之疾。右尺脉结，常因命门火衰，阴寒内积所致，可见阳痿精冷、妇人宫寒不孕之疾。

兼脉主病： 结脉与浮脉相兼为寒邪滞经；结脉与沉脉相兼为积气在内；结脉与涩脉相兼是积瘀在内；结脉与滑脉相兼为老痰；结脉与数脉相兼为热盛。

结脉常见病如何调理

结脉的特点是脉来迟缓，脉律不齐，有不规则的歇止。从现代医学的角度看，多与心脏病有关，冠心病、风湿性心脏病、甲亢性心脏病等在脉象上都可能表现为结脉。《脉理求真》云："结是气血渐衰，精力不继，所以断而复续，续而复断。凡虚劳久病，多有是症，然亦有阴虚阳虚之别。"

结脉常见病症应用举例

常见病症	症状表现
独阴偏盛 由元气衰弱，阴邪偏盛，少火衰弱，中气虚寒，脾失健运所致	脘腹冷痛、手足不温、不思饮食，或恶心呕吐、吞酸吐涎，或腹痛下利、口淡不渴等
痰食积聚 由于暴饮暴食或不规律饮食导致脾失健运，阻碍血行	多有痰凝、食积、积块、癥瘕等病，症见腹痛、局部肿块、胸闷胁胀等，《三因方》中说："结为痰、为饮、为血、为积、为气。"
各种心脏病 心律失常中的各种过早搏动或传导阻滞等	心悸、惊恐神散、梦漏亡精
郁怒气滞 因饮食邪气或七情郁结而致；亦可因体弱、气虚不运而引起	气滞于某一经络或局部，可出现相应部位的胀满、疼痛

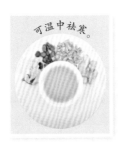
可温中祛寒。

理中丸

党参、干姜、炙甘草、白术各9克，上为末，炼蜜为丸，如鸡子黄大小。以沸汤数合，和一丸，研碎，温服之。

"学会调节不良情绪，适度饮食，远离寒凉之地。"

如何调理

治疗以温中健脾、散寒为主，可选用茯苓、人参、苍术、陈皮、甘草、干姜、厚朴等中药，中成药可用理中丸、附子理中丸、丁蔻理中丸等

陈皮

当用辛通，佐以化痰消积之法，可用中药有山楂、神曲、麦芽、莱菔子、鸡内金、鸡矢藤、谷芽、五灵脂等

麦芽

可用桂枝通心阳，炙甘草滋脉气，人参补气强心，使心阳健则脉气通，以消结代，代表方有炙甘草汤、复脉汤等

桂枝

治疗宜行气疏滞，代表方有香苏散、四磨汤、木香调气饮、乌药散、加味乌药散、逍遥散

逍遥散

数类脉

数类脉包括数脉、疾脉、促脉、动脉四种脉象，共同特点是脉象急促，一息五至以上，以六至为典型，并可延伸到六至以上。

数脉 疾马奔腾

数脉，就是脉搏跳动比较迅速的意思，对于数脉的判定也非常简单，只要脉搏每分钟跳动 90~130 次，都属于数脉。

▶脉象解析

脉象特征： 数脉三部有脉，中取明显，指下脉来频数；一息五至以上 (1 分钟 90 次以上)。

脉象形成的原理： 1. 邪热亢盛，灼伤阴液，阳不附阴，阳气亢奋，鼓荡气血，气血运行加速，故致脉数。2. 久病阴虚，不能制阳，阳相对亢盛，虚热内生，使气血运行加快，数脉乃生。

数脉脉象图

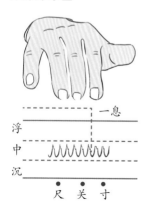

主病： 数脉为热证的主脉，多表现在心火和肾火旺上；亦可见于虚证。有力为实热，无力为虚热。

正常数脉 小儿年龄越小，脉率越快。儿童脉搏一息约六至，婴儿脉搏一息约七至，均为正常生理脉象。

寸口三部数脉脉理说明图

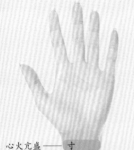

心火亢盛 —— 寸
肝火上炎 —— 关
肾阴不足 —— 尺

左手寸关尺

寸 —— 热邪壅肺
关 —— 胃火炽盛
尺 —— 命门火旺

右手寸关尺

左手三部主病

　　左寸脉数，常因心火亢盛所致，可见面赤口渴，口舌生疮，以及咽喉肿痛之疾。左关脉数，常因肝火上炎所致，可见目赤头眩，清窍不利，以及善怒烦躁之疾。左尺脉数，常因肾阴不足所致，可见五心烦热、颧红盗汗。

右手三部主病

　　右寸脉数，常因热邪壅肺所致，可见咳喘气逆，痰黄黏稠，或咳吐脓血臭痰的肺痈之疾。右关脉数，常因胃火炽盛所致，可见龈肿齿痛、嘈杂吞酸、渴引思冷之疾。右尺脉数，常因命门火旺所致，可见小溲淋漓不畅、尿少涩痛，热扰精室则见遗精。

记忆要点： 寸部见数脉，可见咽喉肿痛、口舌生疮，或因肺痈而出现咳嗽、咯血。关部见数脉，可见肝火、胃火。尺部见数脉，多主下焦阴虚火旺。

兼脉主病： 数脉与洪脉相兼为实热，或生疮疡；数脉与细脉相兼为阴虚内热；数脉与弦脉相兼为肝火亢盛；数脉与滑脉相兼为痰火实热。

数脉常见病如何调理

　　数脉主阳热之证，但也有外感和内伤之别，而热证又有虚实之分。症状有发热、恶寒、头痛、目赤、口舌生疮、咽喉肿痛、心烦口渴等，可用清热泻火、滋阴降火、引火归元之法治疗。

数脉常见病症应用举例

常见病症	症状表现
外感邪热 一般热病，多能在初期见数脉，这代表初期在卫的病机	体温升高、恶寒、面赤、烦躁、舌红，伴有口干烦渴、尿少、便秘等
胃热消谷 胃中有热，食物腐熟过度，使津液消耗以致易饥	胃口好，饭量大，吃完没多久就会饿，经常口渴，嘴唇发干，体重正常或偏瘦
肺痿、肺痈 多由于肺部感染外邪，受风热所侵，入里化热，肺失清肃，日久而发病	肺痿表现为咳吐浊唾涎沫、胸中隐痛；肺痈表现为肺叶生疮，肉败血腐，形成脓疡，并伴发热、咳嗽、胸痛、咳吐腥臭浊痰，甚则咳吐脓血痰
口舌生疮 分为虚热和实热两种原因，虚热多因心血体弱造成；实热多因过食肥甘厚腻，或烟酒过度，情志郁结而起	嘴角周围、口腔内部出现一些斑点或溃疡，遇到冷热酸甜辣等刺痛难忍，全身发热，面部潮红

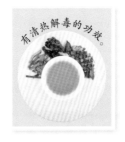

有清热解毒的功效。

黄连解毒汤
黄连、栀子各9克，黄芩、黄柏各6克，水煎煮。

66 保持生活起居、作息、饮食规律，以免邪气入侵。 99

如何调理

治疗宜清热解表，可用金银花、板蓝根、薄荷、芦根、桑叶等中药，代表方有银翘散、桑菊饮等

金银花

治疗以清胃热、增津液为宜，可选用的中药有黄连、石膏、知母、天花粉、蒲公英、栀子、牡丹皮等，代表方有玉女煎、牛黄清胃丸、清胃黄连丸等

蒲公英

治疗以清肺化痰、排脓解毒为主，可用桑叶、石膏、杏仁、半夏、枇杷叶、浙贝母、桑白皮、薏苡仁、冬瓜仁、桃仁、蒲公英、败酱草、鱼腥草、北沙参、麦门冬等，代表方有麦门冬汤、千金苇茎汤等

桑叶

虚热以滋阴祛火为主，可用麦门冬、天冬、玄参、西洋参、百合、玉竹、石斛等中药；实热以清热解毒为主，可用金银花、板蓝根、黄芩、连翘、龙胆草、生石膏、知母等中药，代表方有黄连解毒汤等

麦门冬

疾脉 *脉来急疾*

疾脉，顾名思义脉搏跳动非常迅速，快到极致的情况，一般来说一息有七到八至，每分钟脉搏跳动达 130~140 次。

▶ 脉象解析

脉象特征： 疾脉以极快、细小和软弱为特点，指下脉象的搏动可能细软无力，也可能十分强而有力。但是，由于疾脉的气血运行较为迅速，因此在两次搏动之间的时间最短。

脉象形成的原理： 1. 当体内实热炽盛时，邪热灼伤阴液，使得阳气亢奋，因此脉象急疾。2. 如果是阴液枯竭的虚证，阳气无阴液可以依附而外脱，也会使得脉象疾而无力。

主病： 疾脉是阳极热盛的表现，心动过速及新陈代谢增强可出现疾脉。心力衰竭亦可见疾脉出现。若疾而有力，按之愈坚，为阳亢无制之候，见于外感热病之热极时；若脉疾而弱，多为虚阳外越，元阳欲脱或衰竭及休克。

疾脉脉象图

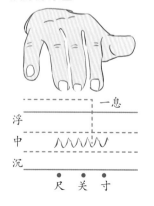

疾脉比较少见 疾脉是比较少见的脉象，多是急性热病较严重，危及生命的阶段才会出现，比如结核病、心肌炎的严重阶段。孕妇临产时亦可见此脉象。

寸口三部疾脉脉理说明图

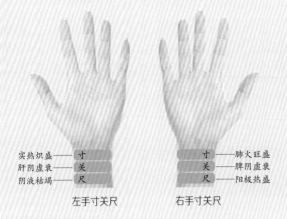

实热炽盛——寸———肺火旺盛
肝阴虚衰——关———脾阴虚衰
阴液枯竭——尺———阳极热盛

左手寸关尺　　　　　右手寸关尺

记忆要点： 明代李中梓《诊家正眼》记载疾脉主病：左寸居疾，弗戢（戢：收敛）自焚；右寸居疾，金被火乘。左关疾也，肝阴已绝；右关疾也，脾阴消竭。左尺疾兮，涸辙（出自成语"涸辙之鲋"，喻处于困境，亟待援助）难濡；右尺疾兮，赫曦（光明盛大貌）过极。

兼脉主病： 疾脉与洪脉相兼为烦满；疾脉与沉脉相兼为腹痛。

疾脉常见病如何调理

疾脉多见于热病后期，阳热极盛，阴气欲竭。热来主伤元气，壮火食气，热病后期，其气必虚，疾脉的脉率越快，脉位越浮，则病情越重，预后越差。

疾脉常见病症应用举例

常见病症	症状表现
温病热盛 因感受温邪、热邪所引起的一类外感急性热病	发热、热象偏盛，易化燥伤阴，伴有心烦、口渴、尿黄赤、舌红
心气虚弱 因禀赋不足，心气素虚；或年迈体衰，脏气渐弱；或劳倦思虑过度，耗伤心气；或久病气血双亏，心气乏源；或因汗出过多，心气随之而泄，导致心气不足	心悸、气短、自汗、胸闷不适、神疲体倦、面色㿠白
痨瘵 由禀赋不足、酒色劳倦、病后失调、营养不足等所致身体正气虚弱，痨虫蚀肺，肺阴不足，热伤肺络	咳嗽、咯血、潮热盗汗、胸痛、身体逐渐消瘦

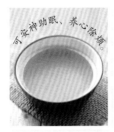

可安神助眠、养心除烦。

安神养心汤

酸枣仁、百合各 10 克，桂圆、茯苓各 6 克，枸杞子、小麦各 5 克，加适量水煎煮 30 分钟，代茶饮。

> "注意劳逸结合，少熬夜，饮食保持规律。"

如何调理

治疗原则是清热祛邪、保津养阴，可选用的中药有芦根、生地黄、石斛、天门冬、女贞子、山茱萸、沙参、黄精等

石斛

治疗宜补心气、安心神，可用养心汤加减黄芪、党参、白术、茯苓、酸枣仁、柏子仁、甘草等

柏子仁

治疗宜补虚培元、滋阴润肺、抗痨杀虫，中药可使用沙参、麦门冬、天门冬、生地黄、熟地黄、三七、百部、川贝母、黄精、白及、百合等

百部

促脉　时有中止

　　促，是形容短与速。促为阳邪内陷之象。促脉的脉象为往来急数，时有停止，随即又恢复跳动，就像腿脚不麻利之人快步疾行一样，快慢不一。

▶脉象解析

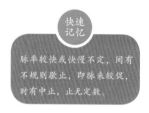

快速记忆

脉率较快或快慢不定，间有不规则歇止，即脉来较促，时有中止，止无定数。

主病

主阳盛实热或邪实阻滞之证。

脉象特征： 促脉脉位居中，指下感觉脉来频数，一息五至以上（1分钟90次以上）；或脉来快慢不一，间有不规则歇止。

脉象形成的原理： 1.阳邪亢盛，热迫血行；热灼阴津，津血衰少，心气受损致脉气不相接续。2.气滞血瘀、痰饮等实邪阻遏，气虚无力外鼓，并无力推运血行，致使脉时有停止。

主病： 主阳盛热结，气血、痰饮、宿食停滞；亦主脏气虚弱，阴血衰少。阳盛热结，阴不和阳，故脉来急数有力而时见歇止。若真元衰惫，脏气虚弱，阴血衰少，以致脉气不相接，则脉促而细小无力，多属虚脱之象。

促脉的实质 促脉的实质是"数"脉又出现了"时一止"的变化。若用现代医学观点来看，这是心律失常的脉象，中医上则反映出更多的健康问题。

促脉脉象图

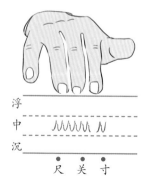

浮

中

沉

尺　关　寸

寸口三部促脉脉理说明图

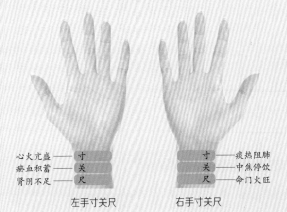

心火亢盛 —— 寸　　　　寸 —— 痰热阻肺
瘀血积蓄 —— 关　　　　关 —— 中焦停饮
肾阴不足 —— 尺　　　　尺 —— 命门火旺

左手寸关尺　　　　　右手寸关尺

左手三部主病

　　左寸脉促，常因心火亢盛所致，可见心胸烦热、心悸失眠，甚则狂躁、喜笑不休之疾。左关脉促，常因瘀血积蓄所致，可见胁肋刺痛、局部灼热之疾。左尺脉促，常因肾阴不足，热逼精泄所致，可见滑精、腰酸、盗汗之疾。

右手三部主病

　　右寸脉促，常因痰热阻肺所致，可见咳喘、喉中痰鸣之疾。右关脉促，常因中焦停饮所致，可见肠鸣脘闷、食滞或食欲不振之疾。右尺脉促，常因命门火旺，肾阴被灼所致，可见滑精、腰酸、头晕耳鸣之疾。

兼脉主病： 促脉与浮脉相兼是阳明热盛；促而洪实有力为热，为邪滞经络；促而无力细小为虚脱、心力衰竭、阴阳不相接续之候。

促脉常见病如何调理

　　促脉多见于阳热亢盛而兼有气滞、血瘀、停痰、食积及风湿性心脏病、冠心病等。此外，凡气怒上逆、胸满烦躁、汗郁作喘、血瘀发斑，以及痈肿实热诸疾，也可见促脉。

促脉常见病症应用举例

常见病症	症状表现
阳盛火亢 感受温热阳邪，或感受阴邪而从阳化热，或七情内伤、五志过极而化火，或因气滞、血瘀、痰浊、食积等郁而化火所致	以热、动、燥为特点，还有形体消瘦、口燥咽干、潮热颧红、五心烦热、盗汗、小便短赤、大便干结等症
痰饮喘咳 脾胃虚弱导致水液不化，形成痰饮，痰饮随着脾气的上升作用，到达肺部，停聚在肺中，影响肺的呼吸功能	咳嗽、喘促、喉中痰鸣、憋闷、呼吸困难
心阳虚衰 因先天不足或后天损伤过度导致心气虚损，真元衰惫	心悸、失眠、健忘、气短、浮肿、喘咳之心脏疾患（冠心病、阵发性房颤等）
气滞食停 因不规律饮食或暴饮暴食或过食肥甘厚腻，导致食滞中焦，影响脉道	胃脘胀闷疼痛、嗳腐吐酸、大便溏泄、肢体困重、面目发黄、舌苔厚腻

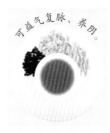

可益气复脉、养阴。

"多喝水，注意防暑、防晒，多吃绿色蔬菜。"

生脉饮

党参、五味子各10克，麦门冬20克，水煎服。

如何调理

应选用海参、枸杞子、甲鱼、银耳等进行滋阴降火；饮食中应选择清凉之品，如金银花、绿豆、决明子等；可选择的中成药有左归丸、六味地黄丸等

金银花

可选用温化痰饮、止咳化痰的药物，比如桔梗、苦杏仁、陈皮、川贝母、砂仁等，还应注意脾胃的调理，代表方有止嗽散、苓桂术甘汤等

桔梗

治疗宜温阳复脉、温心阳、补心阴、益心气、补心血，可选择炙甘草汤、加减复脉汤或生脉饮等

炙甘草

可用消食化积的中药，如麦芽、鸡内金、神曲、厚朴、枳实、山楂等，代表方有保和丸等

鸡内金

动脉　形短如豆

　　动脉是脉诊中一种非常特殊的脉形，首先动脉的脉速比较快，与数脉差不多，其次在关部可感觉到黄豆大小的一个区域，诊脉时有动摇的感觉。

▶脉象解析

快速记忆

动脉形短如豆，多见于关部，具有滑、数、短3种脉象的特征。

主病

多见于惊恐、疼痛之症。

脉象特征：动脉脉位居中，中取指下感觉脉形如豆，应指圆滑，往来流利，有一种回旋前进的感觉，且一息五至以上(1分钟90次以上)，搏动有力，节律一致。

脉象形成的原理：惊恐慌张或疼痛气结，导致气血紊乱，失去制约，在脉道中相互搏击，脉管随着气血窜动，呈现滑数有力的脉象。

主病：若动脉仅见于关部则专司痛与惊。一般出现动脉时，表明心脏病已经比较严重了，最好及时就医治疗。动脉仅见于寸部，主妊娠。

动脉脉象图

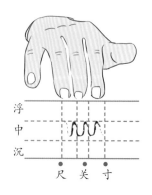

动脉常见于各类心脏病　动脉比较特殊，现代医学研究认为，动脉主要提示的是窦性心律异常，常见的有心肌炎、各类心脏病等。

寸口三部动脉脉理说明图

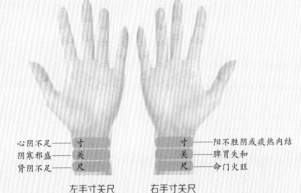

心阴不足——寸
阴寒邪盛——关
肾阴不足——尺

左手寸关尺

寸——阳不胜阴或痰热内结
关——脾胃失和
尺——命门火旺

右手寸关尺

左手三部主病

左寸脉动，常因心阴不足，心阳亢奋所致，可见心悸、怔忡、不寐之疾。若左寸动滑而身无疾，乃妊子脉象。左关脉动，常因阴寒邪盛，经气受损所致，可见经脉拘急、腹胁疼痛之疾。左尺脉动，常因肾阴不足所致，可见五心烦热、盗汗等疾。

右手三部主病

右寸脉动，常因阳不胜阴或痰热内结所致，前者多见自汗，后者可见烦热、咳喘之疾。右关脉动，常因脾胃失和所致，可见腹泻、胃痛、下利之疾。右尺脉动，常因命门火旺所致，男性可见热逼精泄，女性可见血崩之疾。

兼脉主病： 动脉与滑脉相兼为痰湿证；动脉与数脉相兼为热证；动脉与弱脉相兼为惊悸；动脉与实脉相兼为痛为痹；动脉与虚脉相兼为失精；动脉与浮脉相兼为表邪。

动脉常见病如何调理

动脉为阴阳相搏所致，人体阴阳相对平衡，则升降如常，六脉冲和。若因痛、因惊，致使阴阳失和，气血冲动，则可见动脉。故惊恐、气郁、诸痛皆可见动脉，亦主气虚、血虚，主亡精和津亏。而北京中医药大学彭建中教授认为"动脉"最常见的主病应是癥瘕积聚，即体表或体内的占位性病变。

动脉常见病症应用举例

常见病症	症状表现
大惊卒恐 气血不充，卒遇大惊恐吓，损及心、胆之气，恐则气下或气乱，使气血失调	面赤、大便色青、烦躁、坐卧不宁、易醒
心悸 因外感或内伤，致气血阴阳亏虚，心失所养；或痰饮、瘀血阻滞，心脉不畅，引起心脏急剧跳动，心中惊慌不安	心慌不安，心跳剧烈，不能自主，或呈一过性、阵发性，兼见胸闷气短、神疲乏力、头晕喘促、晕厥
猝暴疼痛 因阴阳失调，气血逆乱，血行不通，导致局部突然疼痛	局部突然出现疼痛难忍，伴有面色青紫、手脚不温、口唇发暗、青筋外露
气喘不卧 因外邪入侵或体内痰湿阻滞，导致气不畅通	气喘、呼吸困难，严重时不能平卧

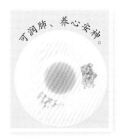

可润肺、养心安神。

百合莲子汤

百合、莲子各15克，冰糖适量。莲子去心，与百合一起加适量水煮至熟，再加入冰糖调味即可。

66 注意保暖，饮食宜清淡，保持情绪平和，积极调理阴阳失衡。**99**

如何调理

治疗宜安神定志，可用秘旨安神丸，或选用酸枣仁、柏子仁、合欢皮、夜交藤、石菖蒲、远志等中药

石菖蒲

可用安神定志丸以益气镇惊、养心安神，也可佐加牡蛎、酸枣仁、山萸肉等

牡蛎

可选用柴胡、香附、郁金、当归、川芎、红花、薤白、枳壳、桃仁、参三七、银杏叶等行气活血的药物，以缓解疼痛，代表方失笑散、当归拈痛汤等

桃仁

可用牡丹皮、桃仁、桂枝、茯苓、枳实、厚朴、桑白皮、紫苏、五味子、瓜蒌等通气下血，代表方苏子降气汤等

桂枝

虚类脉

　　虚类脉包括虚脉、微脉、细脉、代脉、短脉五种脉象，共同特点是应指无力，按之空虚。

虚脉　虚如谷壳

　　虚脉的脉象是来势迟缓，脉体宽大但触之无力，隐隐搏动于指下，按之豁然空虚，像无边无际的空旷山谷一般，为无力脉的代表。

▶脉象解析

快速记忆

虚脉举之无力，按之空豁，应指松软，虚如谷壳，是一切无力脉的总称。

主病

主虚证，多见气血两虚。

脉象特征： 脉搏搏动力量软弱，寸、关、尺三部和浮、中、沉三候均无力，是脉管的紧张度弱、脉管内充盈度不足的体现。

脉象形成的原理： 1.气虚，甚或阳虚，推动血液运行的力量薄弱，血液搏击无力，脉象显虚。2.血虚，甚或阴虚，阳气没有阴血依附而浮于外，阴血不能充盈血脉。

主病： 主虚证，多见气血两虚。迟而无力多阳虚，数而无力多阴虚。

虚脉脉象图

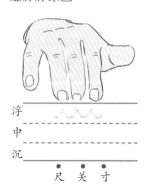

浮

中

沉

尺　关　寸

诊断虚脉注意大、空、软

所谓大，就是脉体比常脉要大一点；空就是感觉脉管里没有满；软就是搏动无力。

寸口三部虚脉脉理说明图

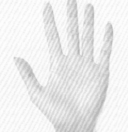

元气不足 —— 寸
肝血不足 —— 关
肾精亏损 —— 尺

左手寸关尺

寸 —— 肺气亏虚
关 —— 脾气虚弱
尺 —— 命门火衰

右手寸关尺

左手三部主病

左寸脉虚，常因元气不足，心失所养所致，可见心悸不安、失眠头晕之疾。左关脉虚，常因肝血不足，筋失濡养所致，可见筋软无力、全身酸困之疾。左尺脉虚，常因肾精亏损，封藏失职所致，可见腰膝酸软、滑精早泄之疾。

右手三部主病

右寸脉虚，常因肺气亏虚，卫阳不固所致，可见自汗懒言、气短咳逆之疾。右关脉虚，常因脾气虚弱，纳运失常所致，可见纳少、食后腹胀、身倦无力、浮肿便溏之疾。右尺脉虚，常因命门火衰，下元虚弱所致，可见形寒肢冷、阳痿不举、遗精早泄之疾。

记忆要点：寸部见虚脉，多见于阴血不足，血不养心。关部见虚脉，可因中气不足，脾胃虚损，饮食难以消化所致。两尺部虚脉，主要见于精血损伤而致的骨蒸潮热或痿痹所致。

兼脉主病：虚脉与浮脉相兼多为气虚；虚脉与涩脉相兼多为血虚；虚脉与数脉相兼多为阴虚（肺痿）；虚脉与迟脉相兼多为阳虚；虚脉与软脉相兼多为表虚自汗；虚脉与芤脉、迟脉相兼为亡血、失精。

虚脉常见病如何调理

　　虚脉主无力、无神之象，故凡气血不足以及慢性消耗性疾病，如肺痿、伤暑、多汗、惊悸诸疾皆可见虚脉。虚脉主一切虚证，且多数情况下，会出现寸、关、尺皆虚，所以虚脉诊病，更要根据其他因素综合考量，以确定身体"虚"在何处，再对应治疗。

虚脉常见病症应用举例

常见病症	症状表现
伤暑身热 夏季伤于暑邪，暑热伤津，导致津液亏损，血脉不足，可能还会中暑、感冒	身热多汗、心烦口渴、气粗、四肢疲乏、小便赤涩
虚劳不足 因先天体虚或劳作日久伤身导致身体气血不足，血虚严重者还会出现晕厥、贫血	气虚偏重者会出现身体虚弱、面色苍白、呼吸短促、四肢乏力、语声低微等症状；血虚偏重者会出现唇淡面白、四肢不温、疲乏无力等
虚脱 因大量失血，大汗、大吐、大泻；或因六淫邪毒、情志内伤、药物过敏或中毒、久病虚衰等严重损伤气血津液，致脏腑气血失调，元气衰微	面色苍白、虚汗淋漓、头昏眼花、肢冷汗出、二便失禁、神情淡漠或烦躁，甚则血压下降、不省人事

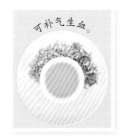

可补气生血。

当归补血汤

黄芪30克，当归6克，以水二盏，煎至一盏，去滓，空腹时温服。

❝ 劳逸结合，根据时令养生，多吃补气养血之品。❞

如何调理

宜服用人参白虎汤或生脉饮以益气护阴。此外，还可以用薄荷、金银花、麦门冬、三七花、藿香等泡水或煮水喝，以防暑邪

金银花

气虚者宜用黄芪、升麻、牡蛎、五味子、山茱萸等益气升阳；血虚者宜用人参、熟地黄、白术、何首乌、枸杞子等补气养血，代表方补中益气汤等

熟地黄

虚脱患者急救时要平卧，手掐人中、合谷等穴，给予温热糖水饮用。可用参附汤、四逆汤、当归补血汤加龙骨、牡蛎、附子等补气补血，力挽虚脱之象

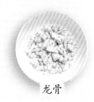

龙骨

微脉　*水上浮油*

微，有细弱、不显之意。微脉是指脉幅细小，表在动脉血量减少而搏动无力的状态。微脉是具有复合因素的脉象，包括两方面的构成条件，一是脉体"极细"，二是脉体"软"，可以理解为"极小"，更甚于虚脉。除此之外，不含其他因素。

▶ 脉象解析

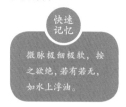

快速记忆

微脉极细极软，按之欲绝，若有若无，如水上浮油。

主病

主阴阳气血虚甚。

脉象特征： 位居浅表，在皮肉之间，轻按时，指下感觉脉体极细极软，搏动无力；中按或沉取时，指下脉体如绝非绝，若有若无，模糊不清。

脉象形成的原理： 因气血衰微所致，气衰则无力运血，血微则无以充实脉道，故脉道变细，营血不足，则脉势软弱无力，不任重按，欲绝不绝，形成细软无力，似有似无的状态。

主病： 多为阴阳气血虚甚。男子见微脉，多主各种虚劳。女子见微脉，多主崩中、带下等妇科疾病。久病见之为正气将绝，新病见之为阳气暴脱。

微脉脉象图

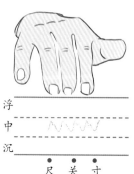

浮

中

沉

尺　关　寸

微脉初学时容易误诊 正常人一般较少出现微脉，我们在初学的时候手感不灵敏，如果再加上被诊者比较胖，脉搏本身就比常人沉一点，有时候会误以为是微脉。

寸口三部微脉脉理说明图

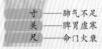

心经气血不足 —— 寸	寸 —— 肺气不足
肝阴不足 —— 关	关 —— 脾胃虚寒
肾阴亏损 —— 尺	尺 —— 命门火衰
左手寸关尺	右手寸关尺

左手三部主病

　　左寸脉微，常因心经气血不足所致，可见惊悸、怔忡、失眠、健忘、头痛之疾。左关脉微，常因肝阴不足，气血虚衰所致，可见胸闷气短、四肢怕冷拘急之疾。左尺脉微，常因肾阴亏损，冲任不足所致，可见遗精、腰膝酸软、脊冷乏力，女子则见崩中下血。

右手三部主病

　　右寸脉微，常因肺气不足所致，可见咳嗽气短、痰稀苔白、倦怠畏寒之疾。右关脉微，常因脾胃虚寒所致，可见脘痞腹胀、纳谷不化、乏力便溏之疾。右尺脉微，常因命门火衰，元阳不足所致，可见腹冷、便溏之疾。

记忆要点： 寸部见微脉，多主肺气虚损所致的气喘，或心气亏虚所致的惊悸。关部见微脉，可主脾虚引起的脘腹胀满、胃中冷、运化不佳之症。尺部见微脉，可主精血不足或虚寒内生以及下焦消渴，症见多尿。

兼脉主病： 微脉与浮脉相兼是阳不足；微脉与沉脉相兼是阴不足；微脉与涩脉相兼为亡血；微脉与弦脉相兼是拘急；微脉与软脉相兼是自汗；微脉与迟脉相兼为气虚中寒；微脉与数脉相兼为营虚不足；微脉与细脉相兼是阴阳两虚。

微脉常见病如何调理

微脉为气血亏虚之候，见微脉多为气血不足、亏损之兆，会有气虚、失血、自汗、失精、泄泻、少食、崩中、亡阳、呕吐、肢厥、拘急以及暑病等症。

微脉常见病症应用举例

常见病症	症状表现
虚损不足 多由于体内阳虚、气虚所致，日久形成了诸虚百损	衰弱、便溏、面㿠少神、少气倦怠、身形畏寒
暑热侵袭 素体阳虚，阴分受损，再受暑热侵袭，多转坏证、晕厥之疾	高热、心烦、面赤、口渴，伴有身热不扬、四肢困倦、胸闷呕恶、大便溏泄不爽等
下焦虚寒 主要是脾肾阳虚，阳气温煦失司所致	大小便淋漓不止、腰膝疼痛、遗精、下腹部冷痛、喜温喜按，夜尿频多、腹泻、下肢水肿
崩漏 因气血不足导致气虚下陷、脾不统血	面色苍白，经血非时而下，量多如崩，或淋漓不断，色淡质稀，伴有神疲体倦、气短懒言、不思饮食、四肢不温等表现

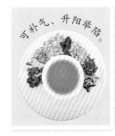

补中益气汤
黄芪、党参、炙甘草各15克，白术、当归各10克，陈皮、升麻各6克，柴胡12克，生姜9片，大枣6枚，水煎，空腹热服。

"注重保养身体，老年人要适量多进补。"

可补气、升阳举陷。

如何调理

治疗应以扶阳益气为宜，用黄芪、白术益气归元，附子、干姜回阳返本，适合的中药方有四君子汤、补中益气汤、补元汤等

白术

可选用清热保津的白虎汤，或者服用祛暑清热的中药，比如荷叶、滑石粉、西瓜皮、板蓝根、金银花、藿香、淡竹叶、大青叶等

荷叶

治疗宜用人参、白术补脾阳，附子、肉桂、干姜温肾阳，诃子、米壳固涩止痢，少佐木香行气，当归、白芍和血，代表方有小建中汤、真人养脏汤等

木香

宜用补益之剂扶其正，可用牡蛎、龙骨固涩，熟地黄、阿胶养血止血，重用人参、黄芪补虚，白术、升麻补脾提升，代表方有固冲汤等

龙骨

细脉　*细如丝线*

　　细脉又名小脉，指脉管收缩细小，表在血管（动脉）收缩或血量减少，以致脉来形小如线。细脉脉位居中，中取时指下感觉脉形细小，用力按之，才有明显跳动。

▶ 脉象解析

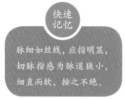

脉象特征： 细脉脉位居中，中取时指下感觉脉形细小，用力按之，乃有明显跳动；脉象一息四五至，脉体不长不短，搏动有力，往来流利，从容和缓，节律一致。

脉象形成的原理： 1.气血亏虚，血不能充盈脉道，气无力鼓动血液运行，脉道充盈不足。2.湿邪困阻，阳气被遏，无以推动气血，以致脉管收缩变细，其充实度减小，致使脉来形细如线。

主病： 主诸虚劳损，特别是气血两虚者；又主湿邪阻滞证。

细脉脉象图

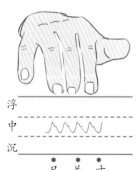

细脉是纲领脉之一 细脉既是具有独立意义的单因素脉象，又可作为其他脉象的构成条件，比如濡脉、微脉等，都含脉"细"的条件。

寸口三部细脉脉理说明图

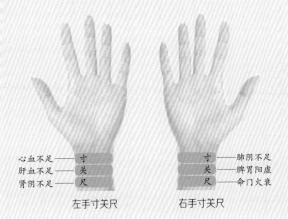

心血不足 —— 寸
肝血不足 —— 关
肾阴不足 —— 尺

左手寸关尺

寸 —— 肺阴不足
关 —— 脾胃阳虚
尺 —— 命门火衰

右手寸关尺

左手三部主病

　　左寸脉细，常因心血不足，心失所养所致，可见心悸怔忡、失眠多梦、健忘之疾。左关脉细，常因肝血不足，不能上养于目所致，可见目涩头眩、视力模糊之疾。左尺脉细，常因肾阴不足所致，可见腰酸乏力、耳鸣、遗精之疾。

右手三部主病

　　右寸脉细，常因肺阴不足，清肃失职所致，可见虚烦心热、干咳盗汗、声音嘶哑、口咽干燥之疾。右关脉细，常因脾胃阳虚，运化不力所致，可见胃脘胀满、怕冷、呕吐等症。右尺脉细，常因命门火衰，不能温煦脾阳所致，可见腹冷便泻、完谷不化之疾。

兼脉主病： 细脉与数脉相兼为热邪；细脉与紧脉相兼为寒邪；细脉与沉脉相兼为湿痹；细脉与弱脉相兼为盗汗；细脉与微脉相兼为冷利；细脉与弦脉相兼为肝虚；细脉与涩脉相兼为血虚。

细脉常见病如何调理

细脉的形成多源于元阳不足，气血俱虚（主要指阴虚、血虚），气不足则无力推动血行，致脉管的充盈度不足，而诸虚、内湿、气少血衰、劳损不足是常见的疾病成因。

细脉常见病症应用举例

常见病症	症状表现
贫血 因脾气虚弱，无法生化气血，导致气少血衰，出现贫血症	面色无华或萎黄、指甲色淡、头晕目眩、心悸失眠、神疲乏力、手足发麻、舌淡、女子月经量少或经期推后
慢性消耗性疾病 因各种原因或疾病导致营养缺乏、营养吸收不良、代谢异常、营养消耗增加；或身体正气虚弱，气血不足	身体日渐消瘦，由疾病引起的会出现对应疾病的病症
胃阳虚 因素体阳虚，过食生冷或胃部受寒，以及过服苦寒药物损伤胃阳而致	胃脘部隐痛、喜温喜按、饮食减少、口淡不渴，伴有神疲乏力、肢冷喜暖、腹胀便溏，甚或完谷不化、呕吐清涎等
虚寒冷嗽 本身肺虚、肺气不足，再受寒邪入侵，使得肺气血两虚	咳喘、呼吸不利、饮食不入、呕吐冷沫、恶寒、声嘶，得温则减，受寒益甚

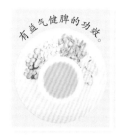

有益气健脾的功效。

四君子汤

> "按时休息，多锻炼身体，饮食注意营养均衡，以增强身体抵抗力。"

党参、白术、茯苓各9克，炙甘草6克，水煎服。

如何调理

治疗宜益气养血、健脾养肝，可选用的中药有人参、白术、茯苓等，中药方有生脉饮、归脾汤、四君子汤、逍遥丸等

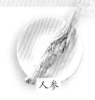

人参

治疗宜先治好原发性疾病，再调理时注重补气、补血、补虚，可选用的中药有当归、黄芪、枸杞子、白芍、何首乌、鸡血藤、熟地黄等，代表方有八珍汤、十全大补汤等

鸡血藤

治疗宜温胃阳、助脾阳，使中焦温暖，运化健旺，气血充足，可选用的中药有干姜、苍术、白术、吴茱萸、肉豆蔻、半夏、砂仁、白豆蔻、益智仁等，代表方有良附丸、理中丸等

苍术

治疗宜温化寒饮、祛痰镇咳，可选用细辛、干姜、麻黄、杏仁、桔梗、半夏等来进行调理，代表方有小青龙汤，射干麻黄汤等

桔梗

代脉 *缓而时止*

代脉为脉动而中有歇止，不能自行恢复，下一次搏动又出现，脉位居中，指下感觉脉来缓慢，脉来一息不足四至（1分钟60~70次，或60次以下），间有规则歇止。

▶脉象解析

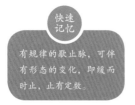

脉象特征：脉律不齐，表现为有规则歇止，歇止的时间较长，脉势较软弱。

脉象形成的原理：1.脏气衰微，气血两虚，不能推运血行而致脉来歇止，不能自还，良久复来。2.猝逢惊恐，跌仆损伤，影响脉气，以致脉气不能相接所致。

主病：一般主脏气衰微，也可见于风证、痛证、跌打损伤或七情惊恐等。体质异常或妊娠亦见代脉，但脉象有力、和柔，不作病论。

代脉脉象图

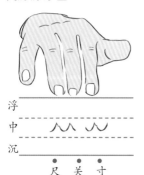

平常人出现代脉是危机状态

代脉是一种非常危险的脉象，所以《脉经》上有"脉结者生，代者死"的说法。用现代医学来解释，代脉就是心脏出现了规则性的停止跳动，很可能会危及生命。

寸口三部代脉脉理说明图

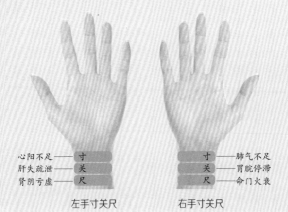

心阳不足——寸 肝失疏泄——关 肾阴亏虚——尺

左手寸关尺

寸——肺气不足 关——胃脘停滞 尺——命门火衰

右手寸关尺

左手三部主病

左寸脉代，常因心阳不足所致，可见心悸、胸闷、气短之疾。左关脉代，常因肝失疏泄所致，可见胸胁痞塞、气郁不舒、脘闷纳呆之疾。左尺脉代，常因肾阴亏虚所致，可见腰膝酸软，少腹胀痛，以及失眠、便秘之疾。

右手三部主病

右寸脉代，常因肺气不足，胸阳痹阻所致，可见胸痹气短、心悸自汗之疾。右关脉代，常因胃脘停滞所致，可见脘腹痞痛、纳呆腹胀之疾。右尺脉代，常因命门火衰所致，可见便秘肠结、二便不畅之疾。

兼脉主病： 代脉与迟脉、缓脉相兼为脾气绝；代脉与洪脉相兼表示病在络脉；代脉与细脉、沉脉相兼为泄利[1]；代脉与数脉相兼为溲便脓血；代脉与微脉、细脉相兼为津液枯干；代脉与结脉相兼为心悸。

[1]泄利是病名，即泄泻。利通"痢"，又称泄痢，痢疾。

代脉常见病如何调理

代脉为脏气衰微、无力继续，多是心气绝、心脏病的表现，常见于久病大虚、脏器衰惫之人，吐利腹痛、心悸等也可见代脉，一旦出现代脉，必难治。需注意的是，凡风证、痛证、七情惊恐、跌扑损伤等病，偶有代脉，是一时性的气机阻滞，不能衔接所致，不可误认为危恶之候，以误病机。

代脉常见病症应用举例

常见病症	症状表现
中寒吐利 胃气衰微，口食寒物，鼻吸冷气，中宫不能担当，直入少阴肾脏，气冷而血不流	腹痛唇青、四肢厥冷、吐泻交作，饮入即吐
心悸动痛 因剧烈疼痛、出血过多、经脉受损、心气衰微等情况导致心脏和器官运转失常	心悸、心痛、剧烈的疼痛
惊恐过度 过于强烈的情绪刺激会使肾上腺素大量分泌，心脏跳动加快，超过极值就会导致内出血，甚至死亡	受惊出现昏迷、神志不清
脏器衰微 人即将死亡，心脏等各部功能已经极度衰弱	体力衰惫、形体羸瘦、口不能言

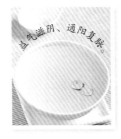

益气滋阴、通阳复脉。

"积极调理亚健康状态，使身体保持健康，气血充足。"

炙甘草汤

炙甘草12克，生姜、桂枝各9克，人参、阿胶各6克，生地黄50克，麦门冬、麻仁各10克，大枣10枚，水煎服。可缓解心痛、心悸症状。

如何调理

治疗以温中暖胃为主，可选用的中药有附子、人参、干姜等，中药方有附子理中汤、金匮肾气丸、右归丸等

附子

跌打损伤出现代脉是暂时性的，身体稍微恢复就会缓解；剧烈疼痛者需要给予镇痛、麻醉处理；心悸、心痛可用炙甘草汤缓解

甘草

应先开窍，再安神，常见的开窍药有麝香、牛黄、冰片、苏合香、石菖蒲、安息香等；常见的安神药有酸枣仁、柏子仁、远志、合欢皮、夜交藤等

石菖蒲

治疗以回阳救逆为主，代表方有四逆汤、回阳救急汤等

四逆汤

短脉 两头缩缩

　　缩者为短，短脉是指脉管的搏动范围短小、不及本位的状态。判定也很简单，只要脉体没有达到寸、关、尺"一寸九分"的长度，均为短脉。

▶脉象解析

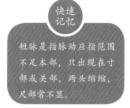

快速记忆
短脉是指脉动应指范围不足本部，只出现在寸部或关部，两头缩缩，尺部常不显。

主病
主气虚不足。

脉象特征： 短脉居中，脉体比较短，搏动范围不足寸、关、尺三部的定位，常只出现在寸部或关部。

脉象形成的原理： 1.气滞血瘀，或痰阻食积，阻滞脉道，气推动受阻，血行不畅，脉道充盈不足，致使脉动无力，寸尺隐现短缩。2.气虚不足，无以鼓动脉道，也无力推动血行，以致脉来短小。

主病： 主气病。短而有力为气滞，无力为气虚。秋季见脉短涩而浮属正常脉象。

短脉脉象图

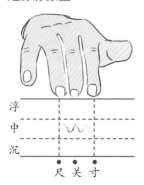

对比判定长脉和短脉 长脉和短脉是相对的两个脉象，可以放在一起对比学习，判定的方法也基本一致，诊寸、尺部位外缘，如果超过了寸、尺的外缘就是长脉，如果没有达到寸、尺的外缘则为短脉。

寸口三部短脉脉理说明图

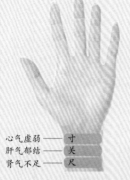
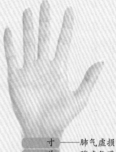

心气虚弱 —— 寸
肝气郁结 —— 关
肾气不足 —— 尺

左手寸关尺

寸 —— 肺气虚损
关 —— 脾虚气滞
尺 —— 命门火衰

右手寸关尺

左手三部主病

左寸脉短，常因心气虚弱，无力鼓动脉搏所致，可见心悸不安、气短失眠之疾。左关脉短，常因肝气郁结，气郁不畅所致，可见胁痛胀满、善太息之疾。左尺脉短，常因肾气不足所致，可见小腹疼痛、里急，女性多见月经淋漓不断之疾。

右手三部主病

右寸脉短，常因肺气虚损，宣降失职所致，可见气短咳喘、乏力自汗之疾。右关脉短，常因脾虚气滞，胃失和降所致，可见脘闷纳呆、嗳气呕逆之疾。右尺脉短，常因命门火衰所致，可见阳痿、滑精、早泄之疾。

记忆要点： 寸部见短脉，主上焦头痛。关部见短脉，主中焦脾虚。尺部见短脉，主下焦腹痛。若双尺脉象见短脉的女性患者，可考虑输卵管堵塞、输卵管囊肿、附件炎、子宫内膜炎等症。

兼脉主病： 短脉与浮脉相兼为肺伤气虚；短脉与涩脉相兼为心损气虚；短脉与沉脉相兼为痞证；短脉与促脉、结脉相兼为痰气、食积；短脉与数脉相兼为心痛、心烦；短脉与迟脉相兼为虚寒。

短脉常见病如何调理

　　一般认为，短脉多与气虚分不开，各种与气相关的健康问题都可能出现短脉。如气虚、气郁、气滞、气逆，包括血少、血瘀、血滞影响到气的也可见短脉。另外，痰饮、食积阻碍了气道，也会出现短脉。

短脉常见病症应用举例

常见病症	症状表现
气虚 由先天禀赋不足，或后天失养，或劳伤过度而耗损，或久病不复，或肺、脾、肾等脏腑功能减退，致使元气不足	身体虚弱、面色苍白、呼吸短促、四肢乏力、头晕、动则汗出、语声低微，严重的可能会导致头晕目眩
气滞 长期气郁或身体虚弱、阳虚、嗜吃油腻甜食，居住环境寒冷等都有可能导致气滞	不同部位的气滞表现不同，滞于肝则易怒，滞于肺则多痰，滞于经络则所在部位疼痛
气郁 多与肝脏不适和情绪不舒有关	情绪低落、腹胀、嗳气、声细无力，严重者出现呕吐，甚至吐血
气逆 由外邪侵袭、痰饮瘀血内停、寒热刺激、情志过激等导致	分为肺气逆和胃气逆两种，肺气逆表现为实咳，会有咳嗽、气喘等症状；胃气逆表现为虚咳，会有呃逆、恶心、呕吐、嗳气等症状

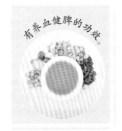

有养血健脾的功效。

> " 经常保持心情愉悦，多运动，有助于气机生发。"

逍遥散

炙甘草 15 克，当归、茯苓、白芍、白术、柴胡各 30 克，加烧生姜一块，薄荷少许，水煎服。

如何调理

可食用一些补气的中药和食物，如人参、黄芪、党参、白术、山药、甘草等，代表方有四君子汤、补中益气汤等

黄芪

治疗宜行气、活血、温阳补气三管齐下，可选用的中药有沉香、乌药、槟榔、枳实、木香、香附、当归、赤芍、红花、丹参、桃仁、桂枝、肉桂等，代表方有二十四味流气饮等

沉香

应食用一些疏肝理气的食物和中药，如黄花菜、海带、山楂、玫瑰花、陈皮等，可用中药方有逍遥散、柴胡疏肝散等

陈皮

治疗以理气降逆为基本原则，肺气上逆者用苏子降气汤加减；胃气上逆者用橘皮竹茹汤或旋覆代赭汤加减

苏子降气汤

实类脉

实类脉包括实脉、长脉、滑脉、弦脉、紧脉五种脉象，共同特点是应指充实而有力。

实脉 *如谷满仓*

实脉为一切有力脉的总称。无论浮取、中取、沉取，脉来或脉去，指下均可感觉脉体宽大，有充实感，搏动强劲有力，且一息四五至。

▶脉象解析

快速记忆

脉来去充盈有力，应指充实，巧举按皆然，如谷满仓。

主病

主实证

脉象特征： 指下脉象的搏动比正常脉象更强，脉管更宽大，通常出现于"浮、中、沉"的每部，与洪脉十分类似，但洪脉的脉象通常来盛去衰，而实脉的脉象则来去皆盛。

脉象形成的原理： 1. 外感、内伤时，邪气亢盛，正气不虚，奋起与邪气相搏斗，鼓荡气血，脉管坚硬而饱满，脉来跳动，坚实有力。2. 脾胃之气衰竭，真气外泄，脉来应指强劲有力，但失去和缓之象。

主病： 主实证，实而偏浮数，为实热证；实而偏沉迟，为实寒证。实脉见于正常人，必兼和缓之象，不属病脉。有正常人两手六部脉均实大，而无病候，称为六阳脉，亦属生理现象。

警惕久病之人突然出现实脉 久病体虚的人突然出现实脉，很可能是孤阳外脱的先兆，十分危险。

实脉脉象图

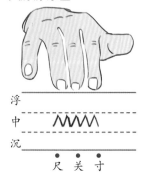

浮

中

沉

尺 关 寸

寸口三部实脉脉理说明图

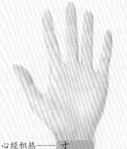
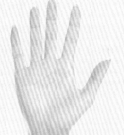

心经积热	寸	肺经有热
肝气郁结	关	中焦阻滞
膀胱积热	尺	下焦实热壅滞

左手寸关尺　　　　右手寸关尺

左手三部主病

左寸脉实，常因心经积热所致，可见口舌生疮、心烦咽痛，甚发喜笑不休、发狂怒骂之疾。左关脉实，常因肝气郁结所致，可见腹胁胀痛、目赤肿痛、口苦呃逆之疾。左尺脉实，常因膀胱积热所致，可见小便淋漓涩痛、尿血之疾。

右手三部主病

右寸脉实，常因肺经有热所致，可见咳喘气逆、痰黄、胸痛、咽痛、口渴之疾。右关脉实，常由中焦阻滞，运化不通所致，可见脘腹胀满，以及反胃、呃逆之疾。右尺脉实，常因下焦实热壅滞所致，可见便秘、腹胀痛之疾。

记忆要点： 寸部见实脉，主头面部风热，多见肺热之咽喉肿痛，火热扰心之舌体僵硬、言语不利或气结于胸。关部见实脉，主脾胃蕴热，脘腹胀满。尺部见实脉，主下焦病变，临床可见腰痛、小便难、大肠积滞腹痛、便秘等。

兼脉主病： 实脉与浮脉相兼为邪实；实脉与沉脉相兼为里邪实、胀满、闭结、滞积；实脉与洪脉相兼为实热；实脉与滑脉相兼为痰凝。

实脉常见病如何调理

实脉为阳热邪盛、郁积不散之脉。实为火热有余之象，凡邪气有余、充实，阳热内郁所致高热谵语、腑实便坚、三焦火盛、食滞胁痛，皆见实脉。实脉需来实而有力，三部充实，若脉虽实，但充力不足，是一种假实脉，例如有些动脉硬化的患者，由于血管硬化性改变，可见实脉，但不能作热论治。

实脉常见病症应用举例

常见病症	症状表现
三焦实热 多因外邪入侵，实热蕴结于里，三焦化气行水的功能失调，以致水液滞留体内而致	上焦心肺的实热，可见胸膈闷、额汗出、舌干、嗌肿①、喘满；中焦脾胃的实热，可见腹痛胀满、不吐不下、喘急；下焦肝肾的实热，可见大小便不通或下利脓血
胃脘胀满 因饮食失节，食滞中焦，胃失和降，运化失常导致	嗳气、胃脘饱胀、嗳腐吞酸，或呕吐不消化食物、大便不畅
癫疾狂乱 因胃热狂躁，火炽痰涌，上蒙心窍所致	神志错乱、精神抑郁、表情淡漠、语无伦次、狂乱奔走、面赤苔黄
痈疽疮疡 因气血壅盛，蕴结化热所致，是邪盛正虚、气滞难化之证	局部肿胀、灼热、疼痛及成脓，红肿痛胀

①嗌肿，病证名，指咽喉肿痛。

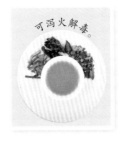

可泻火解毒。

黄连解毒汤
黄连、栀子各 9 克，黄芩、黄柏各 6 克，水煎煮。

> **"出现实脉，要注意分清是否为病脉，再考虑医治。"**

如何调理

治疗宜通利三焦，化湿行水，可用的中药有白术、茯苓、厚朴等，可用的中药方有黄连解毒汤等

黄连

治疗方宜用保和丸加减，药用半夏、陈皮、茯苓、连翘、焦麦芽、焦山楂、焦神曲、莱菔子、鸡内金、枳实等

枳实

宜用桃核承气汤，佐以涤痰的胆南星、天竺黄、竹沥，通腑实，下瘀热，祛痰浊

天竺黄

宜清其热，解其毒，疏其气，使蕴结热毒消散则愈，常用的中药有黄连、黄芩、黄柏、蒲公英、栀子、败酱草、金银花、天花粉、马齿苋等，代表方有五味消毒饮等

马齿苋

长脉 *如循长竿*

正常的脉位仅限于寸、关、尺的范围内，如果脉搏的长度超过了这个范围，比如寸脉向手掌蔓延、尺脉向小臂蔓延，就是长脉。"上鱼"，向前超越寸部到鱼际者，称为溢脉；"入尺"，向后超越尺部者，称为覆脉。

▶ 脉象解析

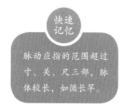

脉象特征： 指下脉象的搏动通常比较强而有力。同时，由于长脉表示人体内的邪气比较炽盛，邪气鼓动气血运行出现异常，因此脉形长直，脉形远远超过"寸、关、尺"三部的每一部。

脉象形成的原理： 因气逆、热盛、痰涎、肝亢使其气逆壅盛，血流加速，脉道充实，皆可使脉动超过寸、尺，其势硬满，形成长竿之状。

主病： 主阳证、热证和实证。长脉即便体现出病脉的特征，身体仍然正气充足，只要对症下药，一般很快就能痊愈。

长脉脉象图

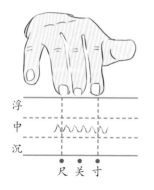

正常长脉 正常人见长而柔和的脉象，为强壮之象征。老年人两尺脉长而滑实多长寿。

寸口三部长脉脉理说明图

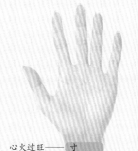
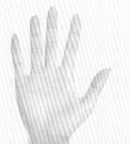

心火过旺 —— 寸
肝气横逆 —— 关
下焦寒气 —— 尺

左手寸关尺

寸 —— 肺气壅塞
关 —— 脾气郁滞
尺 —— 相火妄动

右手寸关尺

左手三部主病

左寸脉长，常因心火过旺，耗伤阴液所致，可见心中烦闷、失眠多梦之疾。左关脉长，常因肝气横逆，胃失和降所致，可见胸胁胀闷、刺痛、呃逆、嗳气之疾。左尺脉长，常因下焦寒气，上逆冲脉所致，妇女经来腹痛，经期拖后，尿赤淋痛，腹胀便闭，脐下悸动，可见少腹攻冲作痛之疾。

右手三部主病

右寸脉长，常因肺气壅塞，宣降失职所致，可见胸满气逆、咳喘上气之疾。右关脉长，常因脾气郁滞，胃失和降所致，可见胃脘胀痛、呕恶呃逆之疾。右尺脉长，说明相火妄动，症见头痛眩晕、视物不明、耳鸣耳聋、性欲亢进、便燥尿赤、少腹胀痛。

兼脉主病： 长脉与浮脉相兼多为外感邪气或阴气不足；长脉与洪脉相兼主有力，多为阳毒内蕴；长脉与滑脉相兼多为痰热壅盛；长脉与弦脉相兼多为肝病；长脉与牢脉相兼多为积聚。

长脉常见病如何调理

　　长脉为有余、过盛之象。长脉主肝病、气逆、火盛，以及癫痫、疝气、痰浊诸病。另外，由于人体有强弱之分，血管有粗细之分，所以有正常的长短脉，皆不为病。四季中春主生发，人应其气则脉亦长，此种也不属于病脉。

长脉常见病症应用举例

常见病症	症状表现
肝阳上亢 因抑郁、生气、上火所致肝气郁结，风阳上扰	眩晕、头胀、急躁易怒、失眠、胁下满痛、目赤、耳鸣，脉长兼弦
癫狂 因阳明热盛、痰涎壅盛、邪火攻心所致	情绪烦躁不安、头痛、心悸、心烦、面色晦暗、癫狂日久不愈，脉长洪有力
阳亢咯血 因阳气过旺、情志失常，导致肺热火大，肺络受损，肺气上逆，血溢气道	咳嗽、失血、发热、胸痛、咳痰、气喘、气急
三焦热结 因外邪入侵、七情内伤、饮食失节等导致热郁三焦	燥热烦渴、口燥咽干、胡言乱语、失眠、吐血衄血、便坚

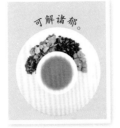

可解诸郁。

越鞠丸

香附、川芎、苍术、神曲、栀子各10克。水丸，每服6~9克，温开水送服，亦可做汤剂煎服。

"少生气，多喝水，多运动，增强身体抵抗力，减少外邪入侵。"

如何调理

调理以疏肝理气为主，常用的中药有玫瑰花、乌梅、山楂、柴胡、白芍、枳壳、香附、郁金、元胡、陈皮等，中成药可用柴胡疏肝丸、越鞠丸等

郁金

调理以豁痰化瘀、醒神开窍、降心火为主，常用中药有陈皮、半夏、胆南星、柴胡、香附、桃仁、赤芍、丹参、冰片等，代表方有瓜蒂散、抵当汤等

胆南星

治疗宜滋水养金、宣肺止血，更需敛摄神气，可使用的中药有麻黄、桂枝、荆芥、防风、桔梗、杏仁、鱼腥草、沙参、玉竹、麦门冬、枸杞子、女贞子等，代表方有泻白散、黛蛤散等

桔梗

治疗当清泄三焦、通便泻下，可选用的中药有金银花、黄芩、龙胆草、栀子等，可选用的中药方有黄连解毒汤、白虎承气汤等

栀子

滑脉 *如盘走珠*

脉搏形态应指圆滑，如同圆珠流畅地由尺部向寸部滚动，浮、中、沉取皆可感到，有一种反复旋转、圆滑自如的感觉。

▶脉象解析

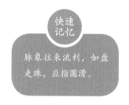

快速记忆
脉象往来流利，如盘走珠，应指圆滑。

主病
主痰饮、食滞、实热证。

脉象特征： 指下脉象的搏动比正常脉象更圆滑流利，并且因为体内邪气炽热较盛，所以滑脉的脉象大多比较强而有力，脉管比较宽大。

脉象形成的原理： 1.痰饮、食滞等阴邪内盛，气血欲行而与邪搏击，气盛血涌，鼓动脉气，脉象往来流利，指下圆滑。2.邪热波及血分，气盛血涌，血行加速，鼓动脉气，致使脉滑。

主病： 主痰饮、食滞、实热诸证，但有时阳气虚衰也可见。滑而和缓为平常人之脉，多见于青壮年。妇人脉滑且停经，应考虑妊娠，过于滑大则为患有疾病。

怎样体验脉的流利程度

一般分三种：一是正常的流利程度；二是较正常更流利的程度，即滑脉；三是流利程度不及正常者，即涩脉。初学者较难掌握，需反复仔细体验。

滑脉脉象图

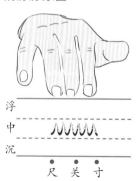

寸口三部滑脉脉理说明图

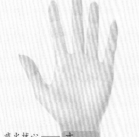
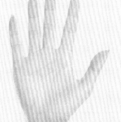

痰火扰心 —— 寸
肝有郁热 —— 关
热郁膀胱 —— 尺

左手寸关尺

寸 —— 痰热阻肺
关 —— 脾湿热郁或胃寒
尺 —— 命门火旺

右手寸关尺

左手三部主病

左寸脉滑，常因痰火扰心，包络受邪所致，可见心悸失眠，脉兼大而实，主心经积热，痰热蒙闭清窍，可见舌强、狂乱之疾。左关脉滑，常因肝有郁热，上蒙清窍所致，可见耳鸣目赤、头痛头晕之疾。左尺脉滑，常由热郁膀胱所致，可见溲短赤痛、淋漓不畅之疾。

右手三部主病

右寸脉滑，常因痰热阻肺，宣降失职所致，可见咳嗽胸闷、痰稠色黄，以及口干、头晕之疾。右关脉滑，常因脾湿热郁或胃寒所致，可见吞酸腐腐、恶心、口臭之疾。右尺脉滑，常因命门火旺，热逼精泄所致，可见腰酸、滑精、头晕、耳鸣之疾。

记忆要点： 寸部见滑脉，主痰饮停聚胸膈。关部见滑脉，主中焦病变，可见宿食停滞，肝脾内热。尺部见滑脉，多主下焦病变，即消谷善饥、消渴、痢疾、癥疝、淋证。

兼脉主病： 滑脉与浮脉相兼为风痰在肺；滑脉与沉脉相兼为痰食里热；滑脉与数脉相兼为痰火宿食；滑脉与短脉相兼为气塞；滑脉与缓脉相兼为热中；滑脉与迟脉相兼为下利。

滑脉常见病如何调理

《脉简补义》中记载："滑者，阳气之盛也，其为病本多主热而有余。"故病理性的滑脉多与痰湿、实热、食滞、蓄血相关。清代著名医家张璐说："惟是气虚不能统摄阴火，而血热脉滑者有之。"说明阴虚血热、中焦虚寒亦可见滑脉。

滑脉常见病症应用举例

常见病症	症状表现
痰饮水湿 因痰涎壅肺，水湿内停所致	咳嗽、咳吐清稀痰涎或咳吐白色浓痰，甚至出现喘息、气短、痰鸣，夜间不能平卧等
宿食停滞 由饮食不节，暴饮暴食，或者脾胃虚弱，脾失健运导致	胃脘胀满、嗳腐吞酸、矢气频作、便下酸腐臭秽
下焦湿热 因湿热侵及下焦大肠或膀胱等处所致	小便淋漓灼痛或癃闭、大便腥臭稀溏或秘结、小腹胀痛，或带下黄白而腥臭、身热口渴、身重疲乏、下肢关节肿痛、脚气感染等
积滞下利 因积滞热邪，瘀于肠间所致	下利脓血、腹泻不爽、里急后重

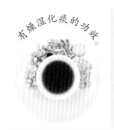

有燥湿化痰的功效。

二陈汤
半夏、橘红各
15 克，白茯苓 9
克，炙甘草 4.5
克，加生姜 7 片，
乌梅 1 个，水
煎温服。

"少吃寒凉、油腻
食物，一日三餐规
律进食。"

如何调理

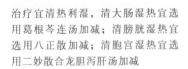

可采用行气、化痰、化湿的方法。行气
用陈皮、半夏；健脾用白术、茯苓；畅
运气机用厚朴、大腹皮；化痰用贝母、
瓜蒌、天南星、竹茹等。方剂可选二陈汤、
温胆汤等

厚朴

治疗以消积导滞为主，可选用的中药有
山楂、枳实、神曲、麦芽等，中药方可
用保和丸、四消丸、香砂养胃丸、大承
气汤等

枳实

治疗宜清热利湿，清大肠湿热宜选
用葛根芩连汤加减；清膀胱湿热宜
选用八正散加减；清胞宫湿热宜选
用二妙散合龙胆泻肝汤加减

八正散

治疗宜承气通滞，少加消导，可用大承
气汤、白头翁汤等

大承气汤

弦脉　*如按琴弦*

弦脉，顾名思义就是像按在了弦上一样，轻轻按的时候，有点像琴弦，稍微用力，就像按在紧绷的弓弦上，有时候比较明显的病理性弦脉用力按，甚至有按在刀刃上的感觉。

▶脉象解析

脉象特征：脉形端直而细长，脉势较强、脉道较硬，诊脉时有挺然指下、直起直落的感觉，中医形容此为"从中直过"、"挺然于指下"。

脉象形成的原理：脾衰胃弱，肝气郁结、亢盛，致使阴阳不和，气逆上犯，导致经络拘束，影响血行，使其气血收敛，或气血壅迫，经脉鼓动力减弱，而使脉来急直而长，挺然指下，状如琴弦。

弦脉脉象图

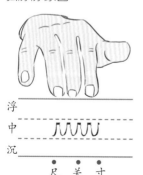

主病：凡肝胆病、疼痛证、痰饮、疟疾、反胃、膼胀等症皆见弦脉。春令正常人的脉象微弦。健康人中年后，脉多兼弦，老年人脉象多弦硬。

弦脉的特殊之处　弦脉是脉气紧张的表现，且弦脉不受脉位、至数所限制，既可兼浮兼沉，又可兼迟兼数。

寸口三部弦脉脉理说明图

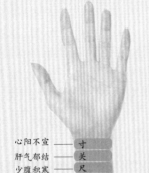

心阳不宣 —— 寸
肝气郁结 —— 关
少腹积寒 —— 尺

寸 —— 肺气不宣
关 —— 脾胃失调
尺 —— 肾精亏损

左手寸关尺　　右手寸关尺

左手三部主病

左寸脉弦，常因寒邪郁闭，心阳不宣所致，可见胸闷气短、心中痛，息弱、心悸之疾。左关脉弦，常因肝气郁结，胆失疏泄所致，可见痎疟、胸胁胀痛、善太息之疾。左尺脉弦，常因少腹积寒所致，可见疝痛，或见腰膝酸软、肾虚、滑精、早泄。

右手三部主病

右寸脉弦，常因痰饮停胸，肺气不宣所致，可见头痛、胸胁满闷、咳嗽气逆之疾。右关脉弦，常因脾胃失调，寒凝气滞所致，可见脘腹冷痛、喜按之疾。右尺脉弦，常因寒积少阴，肾精亏损所致，可见拘挛、寒疝腹痛、阳痿早泄之疾。

记忆要点：弦脉见于寸部，主头痛、胸中急痛。见于左关部，主寒热往来、癥瘕；见于右关部，主胃寒、心腹疼痛。见于尺部，主阴疝、脚拘挛。《脉诀乳海》云："寸部脉紧一条弦，胸中急痛状绳牵，关中有弦寒在胃，下焦停水满丹田。"

兼脉主病：弦脉与数脉相兼为肝经有火；弦脉与迟脉相兼为虚寒；弦脉与紧脉相兼为瘀血、疝瘕；弦脉与细脉相兼为拘急；弦脉与沉脉相兼为悬饮内痛；弦脉与滑脉相兼为痰饮；弦脉与长脉相兼为积滞。

弦脉常见病如何调理

　　弦脉主收敛病，代表了气机不舒展，即木气不舒泄，金气之燥结。大多数弦脉与肝病有关，因为肝主筋，脉道的柔软、弦硬与筋之弛缓、强劲之性相近；肝病多郁滞，肝气失于条达则脉多弦劲，故称弦脉"在脏应肝"，多主肝胆病变。对应各脏腑，弦脉多与各种疼痛相关联。

弦脉常见病症应用举例

常见病症	症状表现
肝郁 因情志不遂，或突然受到精神刺激，或因病邪侵扰，阻遏肝脉，致使肝气失于疏泄条达所致	情志抑郁、胸胁或少腹胀满窜痛、善太息、胁下肿块，妇女可见乳房胀痛、月经不调、痛经
肝火旺 多因情志不遂、气郁化火或肝经蕴热所致；或外感火热之邪，烟酒、过食肥腻辛辣之物，可酿热化火	头晕、消瘦、烦躁、易怒、口苦、目赤、眼干、眼痒、胁肋灼痛、耳鸣、耳聋、失眠多梦、吐血、衄血、小便黄、大便秘结
疟疾 以风寒暑湿等时令之邪及饮食、劳倦、情志所伤为诱发因素	根据病因不同，症状表现也各不相同，共有的症状为突发性寒战、高热和大量出汗，伴头疼、全身酸痛、乏力，可分为正疟、温疟、寒疟、劳疟、疟母等
脾胃虚寒 脾胃阳气虚衰，阴寒内生；或脾胃虚弱，寒凝气结；或肝气犯胃	反胃、呕吐、脘痛、腹痛、得温痛减、食少、小便清长、四肢不温、神疲乏力

可泻肝胆实火。

龙胆泻肝汤

龙胆草、生甘草6克、黄芩、山栀子、木通、车前子各9克，泽泻12克，当归8克，生地黄20克，柴胡10克，水煎服。

> **"** 注意保持心情愉快，少吃辛辣、油腻、不易消化的食物。**"**

如何调理

调理宜疏肝解郁，常用中药有香附、柴胡、青皮、白芍等，方剂可用逍遥散、柴胡疏肝散等

香附

治疗宜清肝泻火，方用龙胆泻肝汤、逍遥散加减，可适当配合清心火的药物，并进行心理疏导

逍遥散

祛邪截疟是治疗疟疾的基本原则，正疟用柴胡截疟饮，温疟用白虎加桂枝汤，寒疟用柴胡桂枝干姜汤，劳疟用何人饮，疟母用鳖甲煎丸

桂枝汤

治疗原则为温中健脾，代表方为理中汤。饮食上可多吃一些羊肉、鸡肉、牛肚、猪肚等

理中汤

紧脉 牵绳转索

紧脉的脉象来去皆紧张有力，指下触之如转动的绳索，左右无常位，又如触及在连接竹筏的绳索上，绷急而有力。

▶脉象解析

快速记忆

脉形紧急，如牵绳转索，或按之左右弹指。

主病

主实寒证、痛证和宿食内阻等。

脉象特征： 指下脉象的搏动比弦脉更为紧细，但脉形不像弦脉那般直长。由于紧脉是因寒邪停滞于体内所引起的，因此不论指下脉象搏动强弱，脉管的搏动都可以出现在"浮、中、沉"的每一部。

脉象形成的原理： 当寒邪侵袭人体后，寒性收引，导致脉管紧缩而拘急，因此出现脉来绷紧的紧脉。

主病： 多见于风寒搏结的实寒证、痛证和宿食内阻等。

紧脉脉象图

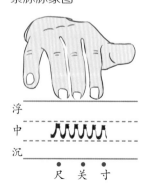

出现紧脉代表身体有病
由于紧脉是脉体"紧张"或"拘急"的表现，所以只要一出现紧脉就是病脉，并且多主寒、主痛。

寸口三部紧脉脉理说明图

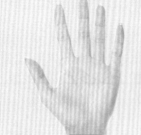

寒邪袭表 ——	寸
寒滞经脉 ——	关
寒郁下焦 ——	尺

左手寸关尺

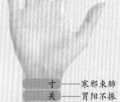

寸	—— 寒邪束肺
关	—— 胃阳不振
尺	—— 寒滞下焦

右手寸关尺

左手三部主病

　　左寸脉紧，常因寒邪袭表所致，可见发热恶寒、项强、头痛无汗之疾。左关脉紧，常因寒滞经脉所致，可见胁肋疼痛、四肢拘急之疾。左尺脉紧，常因寒郁下焦所致，可见腰膝及少腹冷痛、小便不畅之疾。

右手三部主病

　　右寸脉紧，常因寒邪束肺，肺气郁闭所致，可见咳嗽上气、喘鸣、恶寒发热之疾。右关脉紧，常因胃阳不振，寒滞脘腹所致，可见呕吐、脘胀、纳少、腹痛之疾；兼滑脉多属食积不化，可见脘腹胀痛、嗳腐吞酸之疾。右尺脉紧，常因寒滞下焦所致，可见脐下痛、疝气、奔豚之疾。

记忆要点： 寸部紧脉分左右手，左寸为"人迎"，右寸为"气口"。"人迎"部脉紧而有力，为寒邪伤人；"气口"部脉紧而有力，多是饮食所伤。关部紧脉主中焦寒证，可见脘腹冷痛。尺部见紧脉主下焦阴寒所致的疾病，如奔豚、疝痛等。

兼脉主病： 紧脉与浮脉相兼在表，为伤寒发热、头痛咳嗽；紧脉与沉脉相兼在里，为心腹痛或胀满、呕吐泻痢、风痫等；紧脉与洪脉相兼为痈疽；紧脉与细脉相兼为疝瘕；紧脉与实脉相兼为胀急；紧脉与涩脉相兼为寒痹。

紧脉常见病如何调理

　　紧脉主寒证，如外感风寒，脉为浮紧，是太阳伤寒证的表现；或寒邪入里，脉为沉紧，多见于里实寒证。紧脉也主痛证，多见各种寒邪侵袭所致的脏腑、经络疼痛。此外，亦主呃逆、伤寒、下利、惊风、宿食、冷痰等疾病。

紧脉常见病症应用举例

常见病症	症状表现
风寒感冒 因外感风寒，卫阳郁结，热因寒束导致	恶寒、头痛、无汗、肢体酸痛、鼻塞、流清鼻涕、咽痒、咳痰
虚冷中寒 因脾阳不振，寒从内生，使消化机能不振所致	食少不化、心腹冷痛、吐逆不食、下利泄泻、四肢清冷、怠倦、面色萎黄、头晕、唇淡
宿食 因脾胃有寒，食物经宿不消，停积胃肠所致	胸脘痞闷、恶食、嗳腐吞酸、腹胀、便秘、恶寒肢冷、舌苔厚腻
动脉硬化 高血压、高脂血症、抽烟、肥胖、糖尿病等都容易引起动脉硬化	早期几乎无任何症状，中期会出现心悸、胸痛、胸闷、头痛、头晕、四肢凉麻、四肢酸懒、记忆力下降、失眠多梦等

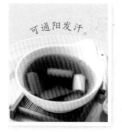

可通阳发汗。

"多吃温热食物，避免情绪激动，每天至少活动30分钟，戒烟限酒。"

葱豉汤

葱白3~7个，豆豉30克，以水三升，煮取一升，顿服取汗。

如何调理

治疗应以辛温解表为主。常选用麻黄、荆芥、防风、苏叶等解表散寒药，代表方有葱豉汤、荆防败毒散等

麻黄

治疗宜温阳健脾、散寒止痛，可选择实脾散、理中汤；虚寒明显，可加熟附子、肉桂等以加强温阳驱寒的作用；对于脾虚运化功能差，消化不良的可以加麦芽、陈皮、木香、砂仁等药物和胃助运

肉桂

治疗宜用消食化积之法，中药可选用山楂、神曲、莱菔子、麦芽等，代表方有谷神丸、保和丸、麦蘖人参丸等

山楂

治疗以活血化瘀为主，宜用温胆汤、血府逐瘀汤、桃仁承气汤等，可选用的中药有川芎、桃仁、红花、赤芍、丹参、蒲黄、乳香、没药等

桃仁

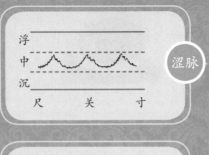

涩脉

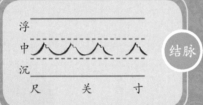

结脉

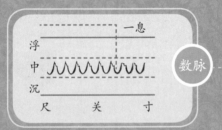

数脉

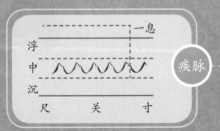

疾脉

第四章

掌握这些，教你快速区分相似脉

因脉象比较抽象，相似脉象之间较难区分，因此我们把这28种病脉按照某个相同点做了对比，方便大家掌握运用，本章会根据脉数多寡、脉位深浅、脉搏强弱、脉形变化等进行分类，并对相似脉进行对比，附上历代医家总结的歌诀，以便于初学者快速记忆。

| 脉位浅 | 脉位深 | 脉搏跳动慢 | 脉搏跳动快 |

根据诊脉的力度进行区分

脉位较浅的相似脉

1 浮脉 脉形不大不小，轻取明显，重按稍减，脉体没有空虚感。

2 散脉 浮大无根，应指散漫，按之消失，伴节律不齐或脉力不匀，散似杨花。

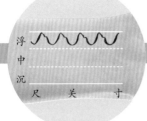

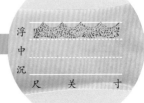

浮脉的典型特征

🌀 如水漂木　➕ 主表证或虚阳外越证

体状诗

浮脉惟从肉上行，如循榆荚似毛轻。
三秋得令知无恙，久病逢之却可惊。

主病诗

浮脉为阳表病居，迟风数热紧寒拘。
浮而有力多风热，无力而浮是血虚。

相类诗

浮如木在水中浮，浮大中空乃是芤。
拍拍而浮是洪脉，来时虽盛去悠悠。
浮脉轻平似捻葱，虚来迟大豁然空。
浮而柔细方为濡，散似杨花无定踪。

散脉的典型特征

🌀 散似杨花　➕ 主元气离散

体状诗

散似杨花散漫飞，去来无定至难齐。
产为生兆胎为堕，久病逢之急速医。

主病诗

左寸怔忡右寸汗，溢饮左关应软散。
右关软散胻胕肿，散居两尺元气乱。

相类诗

散脉无拘散漫然，濡来浮细水中棉。
浮而迟大为虚脉，芤脉中空有两边。

| 脉形细小、软弱 | 脉形有力充实 | 搏动范围较小 | 时断时续 |

快速区分

　　五种脉象的脉位均位于浅表，轻取即可得，区别在于浮脉脉形不大不小，轻取明显，重按稍减而不空；芤脉脉体宽大却有空虚感；虚脉脉象软弱无力，脉形细小并有空虚感；散脉脉形细小且至数不齐；革脉虽有中空感，但搏指有力。

3 革脉 脉浮，搏指弦，中空外坚，如按鼓皮。

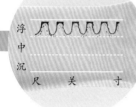

4 芤脉 脉位轻浮，脉体形大却有空虚感，如同按在葱管上一样。

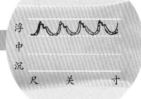

革脉的典型特征

😊 如按鼓皮　➕ 主寒证或虚证

体状诗

革脉形如按鼓皮，芤弦相合脉寒虚。
女人半产并崩漏，男子营虚或梦遗。

▣ 革脉与芤脉区分要点

革脉与芤脉脉形相似，都有中空感，但是革脉中空外坚，切脉时有一定的紧张度，与芤脉浮虚而软有所不同。

芤脉的典型特征

😊 如按葱管　➕ 主失血证或伤阴证

体状诗

芤形浮大软如葱，边实须知内已空。
火犯阳经血上溢，热侵阴络下流红。

主病诗

寸芤积血在于胸，关里逢芤肠胃痈。
尺部见之多下血，赤淋红痢漏崩中。

相类诗

中空旁实乃为芤，浮大而迟虚脉呼。
芤更带弦名曰革，芤为失血革血虚。

脉位浅	脉位深	脉搏跳动慢	脉搏跳动快

脉位较深的相似脉

5 虚脉 举之无力，按之空豁，应指松软，虚如谷壳。

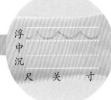

1 沉脉 轻取不应，重按始得，举之不足，按之有余，如石沉水。

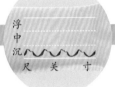

虚脉的典型特征

😔 虚如谷壳　➕ 主虚证

体状诗

举之迟大按之松，脉状无涯类谷空。
莫把浮虚为一例，芤来浮大似慈葱。

主病诗

脉虚身热为伤暑，自汗怔忡惊悸多。
发热阴虚须早治，养营益气莫蹉跎。
血不荣心寸口虚，关中腹胀食难舒。
骨蒸痿痹伤精血，却在神门两部居。

 虚脉与芤脉区分要点

虚脉浮大而迟，按之无力。
芤脉浮大，按之中空。
芤脉主脱血，虚脉主血虚。

沉脉的典型特征

😔 如石沉水　➕ 主里证

体状诗

水行润下脉来沉，筋骨之间软滑匀。
女子寸兮男子尺，四时如此号为平。

主病诗

沉潜水蓄阴经病，数热迟寒滑有痰。
无力而沉虚与气，沉而有气积并寒。
寸沉痰郁水停胸，关主中寒痛不通。
尺部浊遗并泻痢，肾虚腰及下元痌。

相类诗

沉帮筋骨自调匀，伏则推筋着骨寻。
沉细如棉真弱脉，弦长实大是牢形。

| 脉形细小、软弱 | 脉形有力充实 | 搏动范围较小 | 时断时续 |

快速区分

　　三种脉象皆位于沉位，区别在于沉脉位于筋骨处，重按才可获取；牢脉比沉脉深沉，但比不上伏脉，几乎是贴着筋骨固定不移地搏动，且脉形较为弦长；伏脉在三者中最深沉，位于筋骨间，即使重按也不可得，必须贴着筋骨才能诊及脉象。

2 伏脉
伏脉脉动部位比沉脉更深，需重按着骨始可应指，甚至伏而不现。

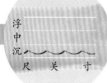

3 牢脉
脉形沉而实大弦长，轻取或中取均不应，沉取始得，坚着不移。

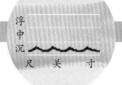

伏脉的典型特征

🦴 着骨乃得　➕ 主邪气内伏

体状诗

伏脉推筋着骨寻，指间裁动隐然深。
伤寒欲汗阳将解，厥逆脐疼癥属阴。

主病诗

伏为霍乱吐频频，腹痛多缘宿食停。
蓄饮老痰成积聚，散寒温里莫因循。
食郁胸中双寸伏，欲吐不吐常兀兀。
当关腹痛困沉沉，关后疝疼还破腹。

牢脉的典型特征

🦴 坚着不移　➕ 主实寒里证

体状诗

弦长实大脉牢坚，牢位常居沉伏间。
革脉孔弦自浮起，革虚牢实要详看。

主病诗

寒则牢坚里有余，腹心寒痛木乘脾。
疝㿗癥瘕何愁也，失血阴虚却忌之。

📋 快速记忆

沉行筋间，伏行骨上，牢大无力，弱细无力。

根据脉搏跳动的快慢进行区分

脉搏跳动缓慢的相似脉

1 迟脉 脉来缓慢，一息三四至，如老牛负重。

2 缓脉 脉势纵缓，缓怠无力，如微风拂柳。

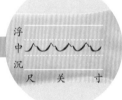

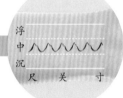

迟脉的典型特征

🌀老牛负重　➕主寒证或邪热结聚的里实证

体状诗

迟来一息至惟三，阳不胜阴气血寒。
但把浮沉分表里，消阴须益火之源。

主病诗

迟司脏病或多痰，沉痼癥瘕仔细看。
有力而迟为冷痛，迟而无力定虚寒。
寸迟必是上焦寒，关主中寒痛不堪。
尺是肾虚腰脚重，溲便不禁疝牵丸。

相类诗

脉来三至号为迟，小快于迟作缓持。
迟细而难知是涩，浮而迟大以虚推。

缓脉的典型特征

🌀微风拂柳　➕主脾胃虚弱或湿邪困阻

体状诗

缓脉阿阿四至通，柳梢袅袅飐轻风。
欲从脉里求神气，只在从容和缓中。

主病诗

缓脉营衰卫有余，或风或湿或脾虚。
上为项强下痿痹，分别浮沉大小区。
寸缓风邪项背拘，关为风眩胃家虚。
神门濡泄或风秘，或是蹒跚足力迂。

快速记忆

三至为迟，有力为缓，无力为涩。
迟为阴盛阳衰，缓为卫盛营弱。

| 脉形细小、软弱 | 脉形有力充实 | 搏动范围较小 | 时断时续 |

快速区分

　　三种脉象都比正常脉稍慢，区别在于迟脉一息只有三至；缓脉比迟脉略快，一息四至；涩脉的脉形偏细且短促，往来艰涩，因此脉率比正常脉稍慢。

3 涩脉 形细而行迟，往来艰涩不畅，脉律与脉力不匀，应指如轻刀刮竹。

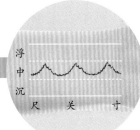

涩脉的典型特征

🌀 轻刀刮竹　➕ 主伤精、血少、痰食内停、气滞血瘀等证

体状诗

细迟短涩往来难，散止依稀应指间。

如雨沾沙容易散，病蚕食叶慢而艰。

主病诗

涩缘血少或伤精，反胃亡阳汗雨淋。

寒湿入营为血痹，女人非孕即无经。

寸涩心虚痛对胸，胃虚胁胀察关中。

尺为精血俱伤候，肠结溲淋或下红。

相类诗

叁伍不调名曰涩，轻刀刮竹短而难。

微似秒芒微软甚，浮沉不别有无间。

| 脉位浅 | 脉位深 | 脉搏跳动慢 | 脉搏跳动快 |

脉搏跳动偏快的相似脉

1 数脉
脉来急促，一息五六至，如疾马奔腾。

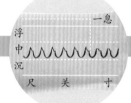

2 疾脉
脉来急疾，一息七八至。

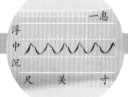

数脉的典型特征

🌀 疾马奔腾　➕ 主热证

体状诗

数脉息间常六至，阴微阳盛必狂烦。

浮沉表里分虚实，惟有儿童作吉看。

主病诗

数脉为阳热可知，只将君相火来医。

实宜凉泻虚温补，肺病秋深却畏之。

寸数咽喉口舌疮，吐红咳嗽肺生疡。

当关胃火并肝火，尺属滋阴降火汤。

相类诗

数比平人多一至，紧来如数似弹绳。

数而时止名为促，数见关中动脉形。

疾脉的典型特征

🌀 脉来急疾　➕ 主急性热病或元气将脱

体状诗

疾为急疾，数之至极。

七到八至，脉流薄疾。

主病诗

疾为阳极，阴气欲竭。

脉号离经，虚魂将绝。

渐进渐疾，且多殒灭。

| 脉形细小、软弱 | 脉形有力充实 | 搏动范围较小 | 时断时续 |

快速区分

四种脉象的脉率都较快，区别在于数脉在一息之间，脉来超过 5 次以上；疾脉的脉率比数脉更快，一息七八至以上，相当于每分钟 140 次以上；滑脉往来非常流畅，脉形圆滑而流利，如圆珠般反复旋转；动脉如豆般圆滑，脉象滑数而有力，但却摇摆不定。

3 滑脉 脉象往来流利，如盘走珠，应指圆滑。

4 动脉 动脉形短如豆，滑数有力，厥厥动摇。

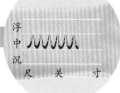

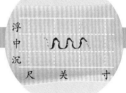

滑脉的典型特征

🌊 如盘走珠　➕ 主痰饮、食滞、实热证

体状诗

滑脉如珠替替然，往来流利却还前。
莫将滑数为同类，数脉惟看至数间。

主病诗

滑脉为阳元气衰，痰生百病食生灾。
上为吐逆下蓄血，女脉调时定有胎。
寸滑膈痰生呕吐，吞酸舌强或咳嗽。
当关宿食肝脾热，渴痢癫淋看尺部。

动脉的典型特征

🌊 形短如豆　➕ 多见于惊恐、疼痛之症

体状诗

动脉摇摇数在关，无头无尾豆形团。
其原本是阴阳搏，虚者摇兮胜者安。

主病诗

动脉专司痛与惊，汗因阳动热因阴。
或为泄痢拘挛病，男子亡精女子崩。

📖 快速记忆

数而弦急为紧，流利为滑，数而有止为促，数甚为疾，数见关中为动。

脉位浅	脉位深	脉搏跳动慢	脉搏跳动快

根据脉形的变化区分

脉形细小、软弱无力的相似脉

1 细脉
脉细如丝线，应指明显，切脉指感为脉道狭小，细直而软，按之不绝。

2 微脉
微脉极细极软，按之欲绝，若有若无，如水上浮油。

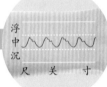

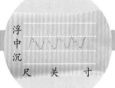

细脉的典型特征

🌀 细如丝线　➕ 主诸虚，劳损，湿邪阻滞

体状诗

细来累累细如丝，应指沉沉无绝期。
春夏少年俱不利，秋冬老弱却相宜。

主病诗

细脉萦萦血气衰，诸虚劳损七情乖。
若非湿气侵腰肾，即是伤精汗泄来。
寸应须知呕吐频，入关腹胀胃虚形。
尺逢定是丹田冷，泻痢遗精号脱阴。

相类诗

浮而柔细知为濡，沉细而柔作弱持，
微则浮微如欲绝，细来沉细近于微。

微脉的典型特征

🌀 水上浮油　➕ 主阴阳气血虚甚

体状诗

微脉轻微瞥瞥乎，按之欲绝有如无。
微为阳弱细阴弱，细比于微略较粗。

主病诗

气血微兮脉亦微，恶寒发热汗淋漓。
男为劳极诸虚候，女作崩中带下医。
寸微气促或心惊，关脉微时胀满形。
尺部见之精血弱，恶寒消瘅痛呻吟。

📝 细脉、微脉区分要点

微脉多主阳气虚弱，细脉多主阴血不足。细脉比微脉略显粗大一些。

| 脉形细小、软弱 | 脉形有力充实 | 搏动范围较小 | 时断时续 |

快速区分

四种脉象都属于细软无力的脉象，区别在于濡脉的脉位浮，轻取就能感觉到；弱脉的脉位沉，必须重按才能感觉到；微脉的脉位可在浮位或沉位，脉象模糊不清，若有若无，似绝非绝；细脉的脉形虽细小，却跳动明显，不像微脉模糊不清。

3 弱脉

弱脉是指极软而沉细的脉，弱如老翁，切脉时沉取方得，细而无力。

4 濡脉

脉位浮，脉形细小而柔软，像棉絮浮在水上。

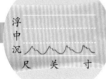

弱脉的典型特征

🌀 弱如老翁　➕ 主气血不足

体状诗

弱来无力按之柔，柔细而沉不见浮。
阳陷入阴精血弱，白头犹可少年愁。

主病诗

弱脉阴虚阳气衰，恶寒发热骨筋痿。
多惊多汗精神减，益气调营急早医。
寸弱阳虚病可知，关为胃弱与脾衰。
欲求阳陷阴虚病，须把神门两部推。

濡脉的典型特征

🌀 如絮浮水　➕ 主虚证或湿困

体状诗

濡形浮细按须轻，水面浮绵力不禁。
病后产中犹有药，平人若见是无根。

主病诗

濡为亡血阴虚病，髓海丹田暗已亏。
汗雨夜来蒸入骨，血山崩倒湿侵脾。

相类诗

浮而柔细知为濡，沉细而柔作弱持。
微则浮微如欲绝，细来沉细近于微。

📖 快速记忆

浮而柔细的脉为濡脉；沉细而柔的脉为弱脉；微脉是浮而微弱，脉来如绝；
细脉为沉而细小，近似于微脉。

脉位浅	脉位深	脉搏跳动慢	脉搏跳动快

脉形有力充实的相似脉

1 实脉 脉来去充盛有力，应指充实，巧举按皆然，如谷满仓。

2 洪脉 脉形宽大，来盛去衰，来大去长，应指浮大而有力，滔滔满指，呈波涛汹涌之势。

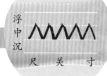

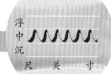

实脉的典型特征

😊 如谷满仓 ➕ 主实证

体状诗

浮沉皆得大而长，应指无虚愊愊强。
热蕴三焦成壮火，通肠发汗始安康。

主病诗

实脉为阳火郁成，发狂谵语吐频频。
或为阳毒或伤食，大便不通或气疼。
寸实应知面热风，咽疼舌强气填胸，
当关脾热中宫满，尺实腰肠痛不通。

洪脉的典型特征

😊 来盛去衰 ➕ 主里热炽盛证

体状诗

脉来洪盛去还衰，满指滔滔应夏时。
若在春秋冬月分，升阳散火莫狐疑。

主病诗

脉洪阳盛血应虚，相火炎炎热病居。
胀满胃翻须早治，阴虚泻痢可踌躇。
寸洪心火上焦炎，肺脉洪时金不堪。
肝火胃虚关内察，肾虚阴火尺中看。

📒 快速区分

两种脉的脉象都是强盛有力，区别在于洪脉轻取时如波涛汹涌，沉取时反而略为衰弱；实脉虽不如洪脉狂急，但在浮取或沉取时，都极为有力。

| 脉形细小、软弱 | 脉形有力充实 | 搏动范围较小 | 时断时续 |

搏动范围较小的相似脉

1 短脉 短脉是指脉动应指范围不足本部，只出现在寸部或关部，两头缩缩，尺部常不显。

2 动脉 动脉形短如豆，滑数有力，厥厥动摇。

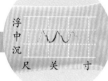

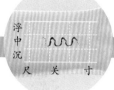

短脉的典型特征

🐚 两头缩缩　➕ 主气虚不足

体状诗

两头缩缩名为短，涩短迟迟细且难。

短涩而浮秋喜见，三春为贼有邪干。

主病诗

短脉惟于尺寸寻，短而滑数酒伤神。

浮为血涩沉为痞，寸主头痛尺腹疼。

动脉的典型特征

🐚 形短如豆　➕ 多见于惊恐、疼痛之症

体状诗

动脉摇摇数在关，无头无尾豆形圆。

其原本是阴阳搏，虚者摇兮胜者安。

主病诗

动脉专司痛与惊，汗因阳动热因阴，

或为泻痢拘挛病，男子亡精女子崩。

 快速区分

两种都具有短小的脉形，区别在于短脉形体短小，不能满部；动脉如豆般圆滑，脉象滑数而有力，却摇摆不定。

| 脉位浅 | 脉位深 | 脉搏跳动慢 | 脉搏跳动快 |

特殊脉象的区分

时断时续的相似脉

1 促脉 脉率较快或快慢不定，间有不规则歇止，即脉来较促，时有中止，止无定数。

2 结脉 脉率比较缓慢而有不规则歇止，即脉来缓慢，时有中止，止无定数。

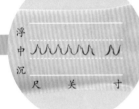

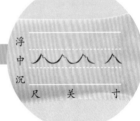

促脉的典型特征

🌊 时有中止　➕ 主阳盛实热或邪实阻滞之证

体状诗

促脉数而时一止，此为阳极欲亡阴。
三焦郁火炎炎盛，进必无生退可生。

主病诗

促脉唯将火病医，其因有五细推之。
时时喘咳皆痰积，或发狂斑与毒疽。

结脉的典型特征

🌊 时而一止　➕ 主阴盛气结

体状诗

结脉缓而时一止，独阴偏盛欲亡阳。
浮为气滞沉为积，汗下分明在主张。

主病诗

结脉皆因气血凝，老痰结滞苦沉吟。
内生积聚外痈肿，疝瘕为殃病属阴。

📖 快速记忆

促结之止无常数，或二动三动，一止即来。代脉止有常数，必依数而止。
还入尺中，良久方来也。

| 脉形细小、软弱 | 脉形有力充实 | 搏动范围较小 | 时断时续 |

快速区分

三种脉象都有突然歇止的脉象出现，区别在于结脉的脉象迟缓，每次歇止间隔没有规律，歇止时间较为短暂；促脉的脉象急而数，每次歇止间隔也没有规律，歇止时间也较为短暂；代脉比促脉迟缓，每到一定的规律就会突然歇止，每次歇止的时间较长。

3 代脉 有规律的歇止脉，可伴有

形态的变化，即缓而时止，止有定数。

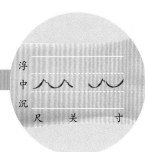

代脉的典型特征

🌀 缓而时止　➕ 主脏气衰微

体状诗

动而中止不能还，复动因而作代看。

病者得之犹可疗，平人却与寿相关。

主病诗

代脉元因脏气衰，腹疼泻痢下元亏。

或为吐泻中宫病，女子怀胎三月兮。

相类诗

数而时止名为促，缓止须将结脉呼。

止不能回方是代，结生代死自殊途。

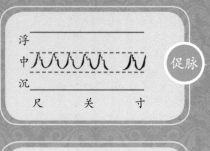

促脉

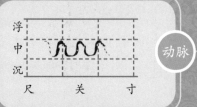

动脉

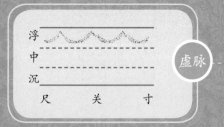

虚脉

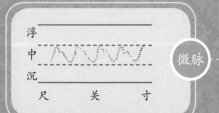

微脉

第五章

特殊脉象如何诊，一学就会

生活中，总有一些特殊时节、特殊体质会影响到脉象变化，同样总有一些特殊人群的脉象是需要特别注意的，比如孕妇见滑脉属于正常；小儿由于正在发育期，脉象多为寸脉明显，关位、尺位合一。每个年龄段的平脉都不太一样；诊脉时大多数脉象不是单一的，往往表现出几种脉象的混合。所以对于这些特殊人群、特殊脉象，也要知晓和注意辨别，这样才能更好地辨别疾病、治疗疾病。

如何诊妇人脉

女性有经、孕、产、乳等特殊的生理活动及其病变，因而其脉诊也有一定的特殊性。

诊月经脉

经期或经期前后脉象滑利，属于正常脉象。若脉象弦数或滑数有力，多为实热证，说明冲任不足。脉细数者多为血热伤津，阴亏血少。脉沉细而涩者，多为肝肾亏损，精血不足，血海空虚。脉沉涩而不细者，多为气滞血瘀，冲任不畅。若脉虚大而芤，则多为气脱血崩，要引起高度重视。

诊妊娠脉

成年女性平时月经正常，突然停经，脉来滑数冲和，兼饮食偏嗜好者，多为妊娠之征。《黄帝内经·素问·阴阳别论》云："阴搏阳别，谓之有子。"《黄帝内经·素问·平人气象论》云："妇人手少阴脉动甚者，妊子也。"都指出妇人两尺脉搏动强于寸脉或左寸脉滑数动甚者，均为妊娠之征。尺脉候肾，胞宫系于肾，妊娠后胎气鼓动，故两尺脉滑数搏指，异于寸部脉者为有孕之征。

诊临产脉

临产妇人可出现不同于平常的脉象，称离经脉。平日之脉原浮，临产则脉忽沉；平日之脉迟，临产则脉忽数，至如大小滑涩，临产皆忽然而异。或"尺部转急，如切绳转珠者，欲产也。"孕妇双手中指两旁从中节至末节出现脉搏跳动，即是临产之征。

如何诊小儿脉

诊小儿脉与诊成人脉有所不同。小儿寸口部位狭小，难以区分寸、关、尺三部，再则小儿就诊时容易惊哭，惊则气乱，气乱则脉无序，故难以诊察。因此，小儿诊病注重辨形色、审苗窍。后世医家有"一指总候三部"的方法，是诊小儿脉的主要方法。

一指总候三部的诊脉法简称"一指定三关"。操作方法是：用左手握住小儿手，对三岁以下的小儿，可用右手拇指按于小儿掌后高骨部脉上，不分三部，以定至数为主。亦有用食指直压三关，或用食指拦度脉上而辗转以诊之。对四岁以上的小儿，则以高骨中线为关，以一指向两侧滚转寻察三部；七八岁小儿，则可挪动拇指诊三部；九至十岁以上小儿，可以次第下指，依寸、关、尺三部诊脉；十五岁以上者，可按成人三部诊脉法进行辨析。

小儿脉象一般只诊浮沉、迟数、强弱、缓紧，以辨别阴阳、表里、寒热和邪正盛衰，不详求二十八脉。三岁以下小儿，一息七八至为平脉；五六岁小儿，一息六至为平脉，七至以上为数脉，四五至为迟脉。数为热，迟为寒，浮数为阳，沉迟为阴；强弱可测虚实，缓紧可测邪正；沉滑为食积，浮滑为风痰；紧主寒，缓主湿，大小不齐多食滞。

真脏脉如何诊

真脏脉是在疾病危重期出现的脉象，是五脏衰竭在循环系统的反映。真脏脉的特点是无胃、无神、无根，为病邪深重，元气衰竭，胃气已败的征象，又称"败脉"、"绝脉"、"死脉"、"怪脉"。根据真脏脉的主要形态特征，大致可以分为以下 3 类。

1 无胃之脉

无胃的脉象以无冲和之意，应指坚搏为主要特征。脉来弦急，如循刀刃称偃刀脉；脉动短小而坚搏，如循薏苡子为转豆脉；急促而坚硬如弹石称弹石脉。临床提示邪盛正衰，胃气不能相从，心、肝、肾等脏气独现，是病情危重的征兆之一。

2 无根之脉

无根之脉以虚大无根或微弱不应指为主要特征。如浮数之极，至数不清。如釜中沸水，浮泛无根，称釜沸脉，为三阳热极，阴液枯涸之候。脉在皮肤，头定而尾摇，似有似无，如鱼在水中游动，称鱼翔脉。脉在皮肤，如虾游水，时而跃然而去，须臾又来，伴有急促躁动之象称虾游脉，均为三阴寒极，亡阳于外，虚阳浮越的征象。

3 无神之脉

无神之脉以脉率无序，脉形散乱为主要特征。如脉在筋肉间连连数急，叁伍不调，止而复作，如雀啄食之状称雀啄脉；如屋漏残滴，良久一滴者称屋漏脉；脉来乍疏乍密，如解乱绳状称解索脉。以上脉象主要由脾(胃)、肾阳气衰败所致，提示神气涣散，生命即将告终。

随着医疗技术的不断提高，通过不断研究和临床实践，对真脏脉亦有了新的认识，其中有一部分是由于心脏器质性病变所造成的，但不一定为无药可救的死证，应仔细观察，尽力救治。

真脏脉分类表

名称	脉象特征	主病
釜沸脉	脉来极数，轻取即应，滑利无力，重按脉搏消失，脉律基本规整，无疏密表现	主三阳热极、无阳之候，多见于各种器质性心脏病
鱼翔脉	初发时脉率极数，脉体清晰，可明确切知脉搏的起落变化，继之脉搏逐渐减弱或忽然减弱；脉搏表浅，浮而无力，稍按即无，或似有似无	主三阴寒极，亡阳之候，多见于严重心律失常之垂危之象
虾游脉	脉来应指浮而无力，脉位表浅，稍按则无，脉率极数（每分钟160次以上）。其特点有三：脉位浮在皮肤，如虾游水面之浅；脉来甚急，搏动无力而隐约可见；时而跃然而去，杳然不见	主大肠气绝，属危症脉象，多见于严重心律失常者，如梅毒性心脏病等
屋漏脉	脉来良久一至，脉搏频率缓慢，形似屋漏水状，应指三部脉丰满有力，浮中沉取均应。一息二至（每分钟40次以下），脉率多较规整。脉来极为迟缓，脉位在筋肉之间	主胃气营卫俱绝之候，多见于房室传导阻滞、各种严重风湿性心瓣膜病和冠心病等
雀啄脉	其特征有二：连连急数，三五不跳等；突然歇止，良久复来，反复发作	主脾胃之气已绝，多见于严重器质性心脏病
解索脉	脉来快慢不等，疏忽疏密，节律紊乱，脉力强弱不等，脉象散乱不齐，如解乱绳状。这是一种时快时慢但无规律、散乱无序的脉象	主肾与命门之气皆亡，常见于风湿性心脏病、高血压性心脏病等
弹石脉	脉来应指急速，脉管坚硬，如切筋腱，脉多沉实，弹性极差，如指弹石，来迟去疾，毫无缓和柔软之象	为肾经真脏脉，多为动脉血管硬化、心肌梗死的表现
偃刀脉	脉在皮肉之间，如循刀刃，浮之小急，按之坚大而急，其数无准	为肝之真脏脉
转豆脉	脉形如豆，周旋辗转，如循薏苡子之状，来去不定，并无息数	为心之死脉，可见于多种危重病人有心律紊乱之时
麻促脉	脉在筋骨之间，细微至甚，如麻子之纷乱	为卫气枯、荣血涩之脉

谈一谈常见的兼脉

凡是由两种或两种以上的单因素脉同时出现，复合构成的脉象即称为"相兼脉"或"复合脉"。

相兼脉的主病往往是各个脉所主病的总和，现将临床常见的相兼脉及其主病列举如下。

常见相兼脉列表

相兼脉	主治病证
浮紧脉	主外感寒邪之表寒证，或风寒湿痹证
浮缓脉	主风邪伤卫，营卫不和的太阳中风证
浮数脉	主风热袭表的表热证
浮滑脉	主表证挟痰，常见于素体多痰湿而又感受外邪者
沉迟脉	主里寒证
沉弦脉	主肝郁气滞，或水饮内停
沉涩脉	主血瘀，尤常见于阳虚寒凝而血瘀者
沉缓脉	主脾肾阳虚，水湿停留诸证
沉细数脉	主阴虚内热或血虚
弦紧脉	主寒主痛，常见于寒滞肝脉，或肝郁气滞，两胁作痛等病证
弦数脉	主肝郁化火或肝胆湿热、肝阳上亢
弦滑数脉	多见于肝火挟痰，肝胆湿热或肝阳上扰，痰火内蕴等证
弦细脉	主肝肾阴虚或血虚肝郁，或肝郁脾虚等证
滑数脉	主痰热、湿热或食积内热
洪数脉	主气分热盛，多见于外感热病